Das Strumarecidiv

Von

Univ.-Doz. Dr. **Hannes Steiner**
Oberarzt der Chirurgischen Universitätsklinik
Innsbruck

Mit einem Vorwort von
Univ.-Prof. Dr. **Paul Huber**
Vorstand der Chirurgischen Universitätsklinik
Innsbruck

Mit 16 Textabbildungen

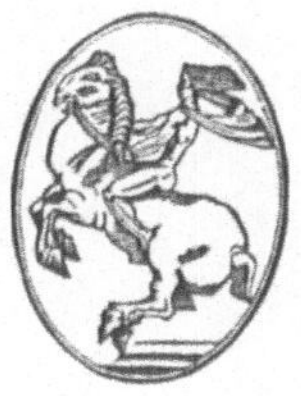

Wien
Springer-Verlag
1960

ISBN-13: 978-3-211-80561-9 e-ISBN-13: 978-3-7091-7899-7
DOI: 10.1007/978-3-7091-7899-7

Vorwort

Je mehr Erfahrungen man auf dem Gebiet der Strumachirurgie sammelt, desto klarer erkennt man, daß die schwierigsten Probleme immer dann auftauchen, wenn es sich um ein Kropf r e c i d i v handelt. Man steht hier sehr oft vor besonders verantwortungsvollen Entscheidungen und zwar sowohl in der Diagnostik und Indikationsstellung als auch bei der technischen Durchführung. Die Gefahren und Komplikationsmöglichkeiten sind bei einem Recidiveingriff gegenüber einer Erstoperation oft vervielfacht, das Risiko, daß man einem Patienten durch einen zuwenig überlegten Zweiteingriff mehr schadet als nützt, groß. All das macht es verständlich, daß das Recidivproblem bei der Struma ein heißes Eisen darstellt, das viele nicht gerne anfassen, die sich sonst mit Fragen der Schilddrüsenpathologie eingehend beschäftigen. Um so mehr erwächst daraus für diejenigen eine besondere Verpflichtung, ihre Erfahrungen zusammenfassend darzustellen, die auf diesem Gebiet ein mehr als durchschnittlich großes Beobachtungsgut überblicken können. Als daher der Oberarzt der Klinik, Dr. Hannes Steiner, der schon am Kaiserin-Elisabeth-Spital in Wien zu meinen Mitarbeitern zählte, die Absicht äußerte, das Kropfrecidiv zum Thema seiner Habilitationsarbeit zu wählen, habe ich dies besonders begrüßt. Sowohl an meiner Arbeitsstätte in Wien wie an der in Innsbruck habe ich es der Tätigkeit meiner Vorgänger Kaspar und Breitner zu danken, daß den Fragen der Strumapathologie und -chirurgie besonderes Interesse zugewandt wurde und wir dementsprechend über ein Beobachtungsgut verfügen, wie es an wenigen Stellen in diesem Ausmaß gesammelt werden konnte. Der Zweck dieser Monographie soll es sein, möglichst vielen Chirurgen zu ersparen, daß sie auf diesem verantwortungsvollen und an Komplikationsmöglichkeiten so reichen Gebiet der Chirurgie selbst Lehrgeld zahlen müssen. Dieses Ziel kann nur erreicht werden, wenn man sich angewöhnt, jeden Kropfoperierten, der über fortdauernde oder wiederaufgetretene Beschwerden klagt, nach einem vorbedachten Plan systematisch durchzuuntersuchen, wenn man sich weiter klar darüber ist, daß das grundsätzliche Vorgehen bei einer Erst-

und einer Recidivoperation das gleiche sein sollte; wenn man sich aber gleichzeitig keiner Täuschung darüber hingibt, daß man doch manchmal zu Kompromißlösungen greifen muß, wenn man den Patienten nicht einem zu großen Risiko aussetzen will. Aus diesen Erkenntnissen erwächst uns aber die Verpflichtung, daß wir der Recidiv*verhütung* unser besonderes Augenmerk zuwenden müssen.

Innsbruck, im März 1960.

Prof. PAUL HUBER.

Inhaltsverzeichnis

Einleitung

Es gibt kein chirurgisch behandeltes Leiden, das, auch wenn es gutartiger Natur ist, doch so viele Recidive aufweist wie die Struma. Diese Erkenntnis hat uns veranlaßt, an Hand des Strumakrankengutes des Kaiserin-Elisabeth-Spitales in Wien (August 1945 bis Juli 1956) und der Chirurgischen Universitätsklinik Innsbruck (August 1956 bis Dezember 1958) die zahlreichen, doch sehr aktuellen Themen zu beleuchten. Da das Problem des Strumarecidivs komplexer Natur ist, müssen in der folgenden Abhandlung nicht nur spezielle Fragen der Recidive, sondern viele der gesamten Schilddrüsenpathologie berührt werden.

Vorliegende Arbeit basiert auf der Erfahrung aus *folgendem Krankengut:*

Recidivoperationen	1762
(1634 statistisch ausgewertet)	
Stationäre konservative Beobachtungen bzw. Behandlungen	195
(189 statistisch ausgewertet)	
Davon waren:	
Erste Recidivoperationen	1394
(1240 Frauen, 154 Männer)	
Zweite Recidivoperationen	191
(168 Frauen, 23 Männer)	
Dritte Recidivoperationen	39
(36 Frauen, 3 Männer)	
Vierte Recidivoperationen	8
(8 Frauen, — Männer)	
Fünfte Recidivoperationen	2
(2 Frauen, — Männer)	
	1634

Die Recidivoperationen verteilen sich auf:
88,9% Frauen und 11,1% Männer, also im Verhältnis 8 : 1.

Das Problem des Strumarecidivs existiert, seitdem Kropfoperationen durchgeführt werden. Es ist eng mit der Entwicklung der Operationstechnik und der Erforschung der Schilddrüsenpathologie verknüpft, und machte die Pendelbewegungen, die in der Kropfchirurgie auftraten, getreulich mit. Zuerst wurde die völlige Entfernung der kropfig entarteten Schilddrüse durchgeführt — man sah keine Recidive —, dann, seit KOCHERS Mitteilung auf dem Chirurgenkongreß 1883 über die Kachexia thyreo-priva, bestand das Bestreben, möglichst viel funktionstüchtiges Schilddrüsengewebe zurückzulassen. Solange allerdings die Mortalität als Hauptkomplikation die Strumektomie belastete, war es verständlich, daß man der Frage des Recidivs nicht sehr viel Beachtung schenkte. 1891 sagt allerdings schon WÖLFLER: „Es ist Zeit, daß wir uns jetzt um das Geschick der zurückgelassenen Kropfpartien mehr bekümmern, als dies bisher geschah; denn bis nun liegen noch nicht viele und dazu noch widersprechende Erfahrungen vor — und doch wird die Frage der Zukunft sein, ob und wie oft man gezwungen ist, bei den Resektionen und halbseitigen Exstirpationen die Kropfoperation zu wiederholen."

Nachdem aber die Operationstechnik durch Pioniere der Strumachirurgie wie BILLROTH, KOCHER, ROUX, DE QUERVAIN, WÖLFLER, VON EISELSBERG, VON MIKULICZ, ENDERLEN und HOTZ u. a. in ein Stadium gekommen war, in dem die Strumektomie schon als Routineoperation gelten konnte, entstand zunehmend das Bemühen der Operateure, die Ursachen der postoperativen Komplikationen zu erkennen und die Dauererfolge zu bessern. In den Jahren zwischen 1900 und 1920 nimmt das Problem des Strumarecidivs in der Literatur immer mehr an Bedeutung zu, wenn auch nach DUBS (1922) dieses Thema meistens „nur hie und da mit einzelnen Sätzen berührt wurde".

Die erste größere Zusammenstellung stammt von BRUNNER (1900), in der über ältere Ergebnisse von BALLY, KRÖNLEIN, SULZER und SCHÜLLER berichtet wurde. Insgesamt wurden 540 Patienten nachuntersucht, wobei 31% Recidive aufwiesen. MONNIER (1907) sah in seinem Krankengut sogar 58 bis 64% Kropfneubildungen. Dabei waren sich aber viele Autoren wie KRÖNLEIN, KLOSE und HELLWIG, DUBS u. a. darüber im klaren, daß in solchen Nachuntersuchungen viele Fehlerquellen möglich und zu berücksichtigen seien.

Die Ansichten, welchen Zustand man als Recidiv bezeichnen soll, gingen sehr auseinander. Auch die Art der Nachuntersuchung war sehr verschieden, so daß DUBS zu dem Schluß kommt, daß er nur persönlich nachuntersuchte Patienten und deren Beurteilung als Grundlage einer verläßlichen Statistik anerkennen könne, weil schriftliche und mündliche Mitteilungen von seiten der Patienten oder durch dritte Personen — und seien es auch Ärzte — selten stichhaltig seien. Er selbst hat jedes tast- und sichtbare Wachstum eines Schilddrüsenrestes über die Größe einer normalen Thyreoidea hinaus als Recidiv bezeichnet, während viele andere Autoren die Recidivhäufigkeit ihres Krankengutes nur nach der Zahl der operationsbedürftigen bzw.

operierten Recidivpatienten angeben konnten. So ist es nicht verwunderlich, daß KAUSCH 1910 angibt: „... nie oder kein sicheres Recidiv gesehen zu haben“ oder HILDEBRAND 1922 schreibt: „Recidive bzw. Strumenentwicklung auf der anderen Seite habe ich selten beobachtet, so daß eine zweite oder gar dritte Operation bei einfacher Struma hier (Berlin) sehr selten nötig ist.“ Und wenn wir dagegen den vielzitierten Ausspruch ROUX' anführen, „daß der Patient mit seinem Recidiv bzw. mit der Anwartschaft auf ein Recidiv vom Operationstisch steige“, so nur deswegen, um zu zeigen, wie diametral die Stellung der einzelnen Operateure diesem Problem gegenüber war und auch heute noch teilweise ist.

Wie groß auch die Unterschiede zwischen den Zahlen der beobachteten und der tatsächlich operationsbedürftigen Recidive sein können, geht aus einer detaillierten Statistik von GERMANIER (einem Schüler von ROUX) aus dem Jahr 1917 hervor.

Er sah Recidive:

nach Hemiresektion bei 25%, davon operiert 2,5%;
nach Enucleation ohne Inferiorligatur bei 36,7%, davon operiert 2,8%;
nach Enucleation mit Inferiorligatur (ein- oder beidseitig) bei 29%, davon operiert 2,6%;
nach Enucleationsresektion bei 39,4%, davon operiert 1,25%;
nach beidseitiger Keilresektion bei 38,7%, davon operiert —%.

Es ist verständlich, daß zu Beginn dieses Jahrhunderts — also zu einem Zeitpunkt, zu dem über die Jodmangeltheorie und die funktionelle Betrachtungsweise der Schilddrüsentätigkeit noch sehr unklare Ansichten bestanden — die Operationstechnik als Mittelpunkt der Recidivverhütung angesehen wurde; die damals noch überwiegend geübte Halbseitenexcision nach KOCHER und die verschiedenen Enucleationsmethoden hatten einen hohen Prozentsatz von Recidiven — sei es auf der operierten oder auf der nichtoperierten Seite — zur Folge, so daß man glaubte, mit der beidseitigen Resektion nach MIKULICZ-KAUSCH dem Problem besser beizukommen.

Nach unserem heutigen Wissen ist es aber verständlich, daß die Erfolgsstatistiken beim Vergleich beider Methoden so unterschiedlich waren, daß schon DUBS 1922 zu dem Schluß kommt, daß „klimatisch und biologisch bedingte Verhältnisse bei der Recidivbildung eine Rolle spielen ... und daher jeder Operateur an Hand seiner Resultate sich diejenige Operationsmethode heraussuchen muß, die für sein Kropfmaterial und sein Einzugsgebiet die besten Resultate und die wenigsten Recidive ergibt“.

Diese weitblickenden Erkenntnisse, die die Intensität der Endemie in Zusammenhang mit der Recidivhäufigkeit brachten, entstanden beim Vergleich der Ergebnisse norddeutscher Chirurgen und der Statistiken, die aus den bayerischen, österreichischen und schweizerischen Gebieten vorlagen.

Die beidseitige Resektion mit möglichster Beseitigung aller Adenome setzte sich langsam durch. Es war das Verdienst von PETTENKOFER, HOTZ und ENDERLEN (1918), auf die Wichtigkeit der Ligatur aller vier Hauptarterien — also auch der Arteria thyreoidea inferior — im Hinblick auf die Recidivverhütung hinzuweisen. Man nannte diese Operation mit Inferiorligatur „gemischte" oder „kombinierte" Eingriffe. Die weitgehende Blutdrosselung durch die Ligatur aller vier Gefäße löste jedoch heftige Diskussionen aus, die bis heute noch nicht beendet sind.

Die Beziehungen zwischen Recidiventstehung und histologischer Struktur wurden zuerst von BRUNNER, WÖLFLER, MONNIER u. a. erkannt, die z. B. beobachten konnten, daß reine Cystenkröpfe am wenigsten zu Recidiven neigten. Der Schule EISELSBERG und hier insbesonders BREITNER blieb es vorbehalten, in den Jahren vor und nach dem ersten Weltkrieg an der Wiener Klinik biologische, histologische und klinische Befunde einzeln und im gegenseitigen Zusammenhang zu prüfen und auf Grundlage der histologischen Diagnostik nicht nur eine Basis für die morphologisch-funktionelle Wertung aufzubauen, sondern auch damit die Bedeutung des histologischen Bildes für die Recidiventwicklung zu untermauern.

Obwohl Zusammenhänge zwischen dem Element Jod und der Kropfbildung seit über 100 Jahren bekannt waren (COINDET 1819, CHATIN 1850), blieb es grundlegenden Erkenntnissen von HUNZIKER und EGGENBERGER (1915), BAYARD u. a. vorbehalten, der Jodmangeltheorie praktische Impulse zu geben und die Jodprophylaxe auf eine breite Basis zu stellen. Damit tritt auch die Frage des Recidivs in ein neues Stadium und die Recidivverhütung mit Jod — oder Organpräparaten — bringt das Problem wieder einen großen Schritt weiter. Gleichzeitig setzt sich aber auch die Auffassung durch, daß zwar eine richtige Operationstechnik einen erheblichen Anteil an der Recidivverhütung hat, andererseits aber darüber hinaus innersekretorische Momente, besonders in Zeiten hormoneller Umstellung, den Jodstoffwechsel, und der Jodstoffwechsel selbst wieder innersekretorische Vorgänge, beeinflussen können. Die Forschung über das Wechselspiel zwischen Schilddrüse, Hypophyse und Ovarien (siehe Kapitel Pathophysiologie, Seite 78) rückt gerade bei der Frage der Recidiventstehung immer mehr in den Vordergrund, eine Entwicklung, die noch nicht abgeschlossen ist.

Die Frage nach der tatsächlichen *Häufigkeit der Recidive* ist schwierig zu beantworten. Dies hat seine Gründe darin:

1. daß, wie schon erwähnt, die Autoren meistens nur die Zahl der operationsbedürftigen bzw. operierten Recidive angeben können. Dadurch werden alle nicht operationsbedürftigen — also nur kleinen Recidive und diejenigen Patienten, die sich aus irgendeinem Grund nicht zu einer zweiten und dritten Operation entschließen können, nicht erfaßt. Weiters fehlen natürlich in den Statistiken die Patienten, die an einem anderen Krankenhaus wieder operiert wurden.
2. Recidive können auch nach Jahrzehnten auftreten und somit muß jede Nachuntersuchung, die sich nicht über einen Zeitraum erstreckt, der zumindest das Klimakterium erfaßt (HUBER), lückenhaft bleiben. Die Wahrscheinlichkeit, ein Recidiv zu finden, ist um so größer, je später die Nachuntersuchungen vorgenommen werden.

Aus dem Vergleichen der einzelnen Statistiken daher Schlüsse auf eine etwa richtige Operationstechnik zu ziehen, ist problematisch, da die Recidivhäufigkeit — wie die Kropfhäufigkeit überhaupt — sicherlich noch von der Intensität der Endemie abhängt (DUBS, RICHARD, HUBER). Nur so ist erklärlich, daß z. B. die Angaben über die Recidivhäufigkeit (auch operationsbedürftiger Recidive) so große Unterschiede aufweisen, daß also CROTTI (1950) aus Amerika nur über 0,6% Recidive berichtet, hingegen in den neueren europäischen Statistiken die Zahlen sich durchschnittlich zwischen 5 und 10% bewegen.

In unserem Krankengut betrug die Quote der Recidivoperationen im Vergleich zu den Erststrumektomien im Durchschnitt 10%, wobei in den einzelnen Jahrgängen geringfügige Schwankungen auftraten.

In diesen 10% sind enthalten:

1. Operationsbedürftige Recidive nach auswärts durchgeführten Voroperationen . . . . 1513 = 92,6%
2. Operationsbedürftige, sog. „eigene" Recidive (nach Voroperation seit 1945) . . . . 121 = 7,4%

(Bei mehrfach Operierten ließ sich diese Trennung nicht immer durchführen!)

Somit würden wir im eigenen gutartigen Struma-Krankengut 0,72% operationsbedürftige Recidive zu verzeichnen haben. Aus dieser Gegenüberstellung einen Schluß auf die „eigenen" Recidivquoten zu ziehen, ist allerdings nicht möglich, da erfahrungsgemäß ein Teil der Patienten mit Recidiven nicht mehr zu uns kam und ein anderer Teil mit schon bestehenden Recidiven noch nicht durch eine Nachuntersuchung bzw. neuerliche Operation erfaßt wurde.

Nach Schätzungen Hubers beträgt die Recidivquote aus dem Strumakrankengut des Kaiserin-Elisabeth-Spitales sicherlich mehr als

4%. Wir sind außerdem überzeugt, daß die Recidivhäufigkeit von der medikamentösen postoperativen Recidivprophylaxe abhängt und daher die Zahlen auch durch die mehr oder weniger vorhandene Aufgeschlossenheit der Bevölkerung und die Eindringlichkeit, mit der diese wichtige Nachbehandlung von seiten der Ärzte vertreten wird, bedingt sind. Alle Ergebnisse dieser Richtung sind daher nur als Ausdruck einer komplexen Recidivbehandlung, das ist: Operationstechnik und Recidivprophylaxe zu betrachten, wobei immer wieder die Intensität eines Endemiegebietes zu berücksichtigen ist. Aussagen über Erfolge der Operationstechnik oder die Erfolge einer Recidivprophylaxe einzeln anzugeben, ist fast unmöglich.

Literaturangaben über die Recidivhäufigkeit

Bergeat (etwa 1895)	64%	
Brunner (1900)	31%	(18% echt, 23% vikariierend davon operiert 3,9%)
Monnier (1907) . . .	58—64%	
Palla (1910)	26,5%	(davon operiert 12,6%)
De Quervain (1915)	28%	(davon operiert 6%)
Enderlen (1922)	9%	(davon operiert 1,2—2,5%)
Germanier (1917) . . .	25—39%	
Hotz (1918)	10%	
Hitzler (1922)	29%	echt, 15% vikariierend
Klose und Hellwig (1922) . .	40%	(davon operiert 23%)
Dubs (1922)	6,2%	
Troell (1931)	6%	
Urban (1938)	3%	
Epple (1945)	10,5%	
Crotti (1950)	0,6%	
Flörken (1951)	8—10%	
Huber (1953)	über 4%	

Die Indikationsstellung

Die Voruntersuchungen

Da die *Indikationsstellung zur Operation eines Strumarecidivs wesentlich schwieriger sein kann* als bei einer Erstoperation, ist eine exakte Voruntersuchung unerläßlich.

Daß man zuallererst versuchen soll, den oder die *Operationsbefunde der vorangegangenen Strumektomien* zu erheben, ist eine

Selbstverständlichkeit, die aber oft noch nicht als solche angesehen wird. Diese Operationsberichte können uns sagen, ob z. B. einseitig oder beidseitig reseziert wurde, ob die Arteria thyreoidea inferior ein- oder beidseitig ligiert oder nicht unterbunden wurde, ob der Isthmus

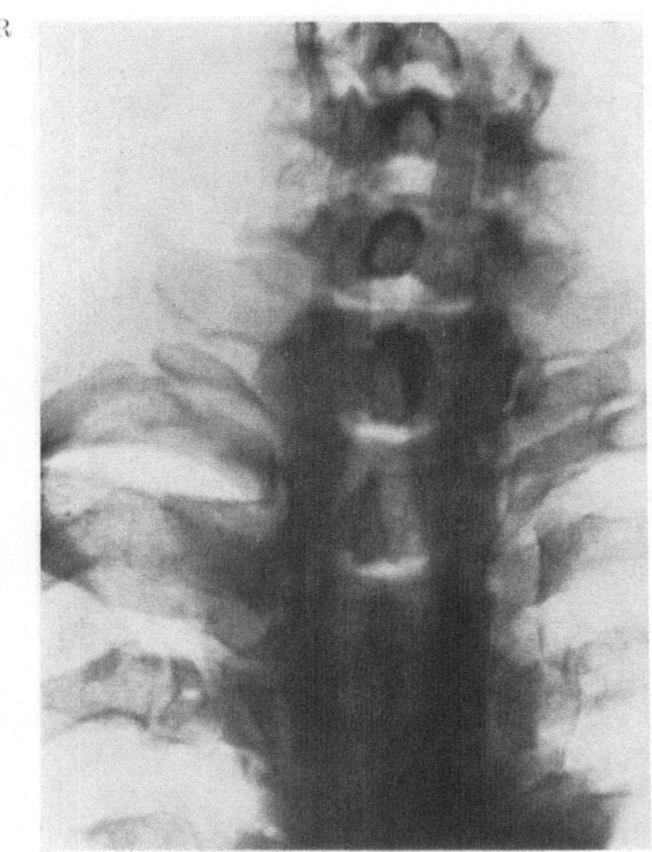

Abb. 1

reseziert und dadurch die Trachea freigelegt wurde usw. Ebenso wichtig ist es, den histologischen Befund der vorausgegangenen Operation zu kennen. Immer wieder steht man z. B. vor der Frage, ob es sich hier bei der Derbheit und Unverschieblichkeit des Recidivs um einen Zustand nach Resektion einer malignen Struma handelt, wobei natürlich immer auch die Möglichkeit besteht, daß jetzt eine sekundäre maligne Degeneration vorliegt. Es ist nicht immer leicht, solche Krankengeschichten zu erreichen, man soll es sich andererseits aber doch angelegen sein lassen, das Bestmögliche in dieser Richtung zu unternehmen.

An Untersuchungen sind unbedingt notwendig:

1. *Die Röntgenuntersuchung des Halses in zwei Ebenen, also in a. p. und lateraler Richtung mit Bildern* ist eine Forderung, die schon vor 35 Jahren von SGALITZER als Röntgenologen, aber auch schon von

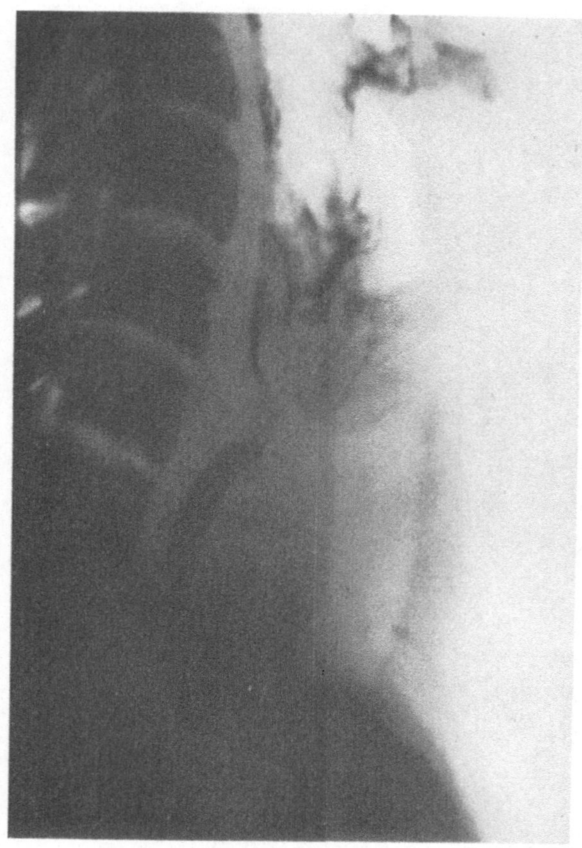

Abb. 2

ENDERLEN als Chirurgen erhoben wurde. Genau so wichtig ist aber die Kontrastdarstellung des *Oesophagus*, der ja besonders bei Recidivstrumen mit ihrer Tendenz, sich retrotracheal zu entwickeln, erheblich beeinträchtigt sein kann. Nur Röntgenbilder mit Darstellung des Oesophagus können uns über die tatsächlichen Verhältnisse in diesem Bereich Aufschluß geben, da die Palpation uns hier völlig im Stich läßt. Trachea und Oesophagus können nach der gleichen Richtung, aber genau so gut nach entgegengesetzter Seite verschoben sein, Umstände, die für die Operationsplanung, besonders wenn schon eine Recurrenslaesion vorliegt, von eminenter Bedeutung sind. An folgendem Beispiel soll die Wichtigkeit der Oesophagusdarstellung illustriert werden (siehe Abb. 1, 2, 3):

Eine 53jährige Patientin, bei der vor 7 Jahren eine Strumaresektion durchgeführt wurde, kommt nun mit einem beidseitig nachgewachsenen Recidiv zur Auf-

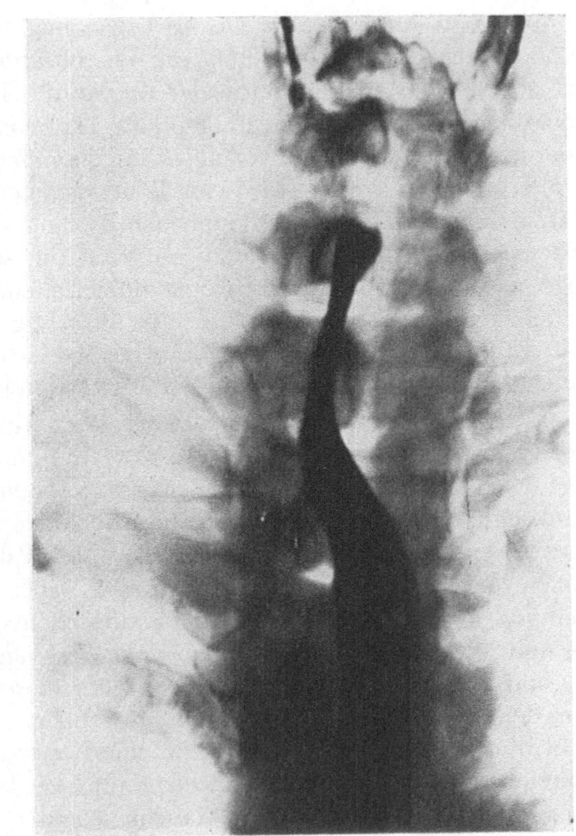

Abb. 3

nahme. Die Kehlkopfspiegelung ergibt eine Recurrensparese rechts. Die Röntgenbilder des Halses in a. p. Richtung (Abb. 1) zeigen eine höhergradige Einengung der Trachea von beiden Seiten; am Seitenbild (Abb. 2) erkennt man, daß ein retrotrachealer Strumaanteil die Trachea und den Oesophagus auseinanderdrängt. Bei der nun schon bestehenden einseitigen Recurrensschädigung ist es verständlich, daß es für den Chirurgen von besonderer Wichtigkeit ist, vor dem Eingriff zu wissen, von welcher Seite dieser retrotracheale Knoten ausgeht. In Abb. 3 mit Bariumdarstellung des Oesophagus sieht man nun, daß die Speiseröhre nach rechts verdrängt ist, so daß der retrotracheale Anteil von links, also der recurrensgesunden Seite ausgeht, ein Umstand, der bei der Operationsplanung wegen des erhöhten Risikos einer doppelseitigen Recurrensläsion ganz besonders berücksichtigt werden mußte.

Es darf allerdings nicht verschwiegen werden, daß trotz Vorliegens von guten Röntgenbildern man während der Operation vor Überraschungen nicht sicher ist und sich z. B. auch große Strumateile röntgenologisch nicht bemerkbar machen müssen.

In den letzten Jahren hat sich auch die *Tomographie* in den Vordergrund geschoben, eine Methode, die uns als Ergänzung zur Tracheoskopie besonders bei der Entscheidung, ob ein intratracheales Recidiv vorliegt oder ob nur ein retrotrachealer Knoten die Trachea umschrieben vorwölbt, helfen kann. Eine ausgeprägte Tracheomalazie — eine Veränderung der Trachea, die vor allem im Zusammenhang mit Recidivstrumen auftreten kann — wird vom Röntgenologen durch den MÜLLER-VASALVAschen Preß- und Schnupfversuch schon vor der Operation meistens diagnostiziert. Besteht dieser Verdacht, so wird der Laryngologe auch hier eine Tracheoskopie durchführen. Diese Angabe ist vor allem für den Anaesthesisten nicht unwichtig, damit er weiß, ob z. B. intubiert werden soll oder nicht; bei Verdacht einer Tracheomalazie erscheint die Intubation auf alle Fälle notwendig.

2. Ist eine *genaue laryngologische Untersuchung* schon vor jeder normalen Strumektomie von großer Wichtigkeit, so wäre ihre Unterlassung vor Recidivoperationen als schwerer Fehler anzusehen: denn in unserem Krankengut hatten schon vor der ersten Recidivoperation 11.1%, vor der zweiten Recidivoperation 26,6% usw. aller Patienten Recurrenslaesionen. KASPAR berichtet sogar, daß 23% aller seiner Recidivpatienten vor der Operation eine Stimmbandfunktionsstörung aufwiesen. Dies zu wissen, ist für den Operateur von ausschlaggebender Bedeutung, und Unklarheiten und Sorglosigkeit auf diesem Gebiet können für den Patienten katastrophale Folgen haben. Allein schon die Entscheidung, ob ein Stridor z. B. durch eine Larynxstenose bei Recurrenslaesion oder durch eine Trachealkompression bedingt ist, ändert unser ganze Indikationsstellung. In einem anderen Fall liegt z. B. eine einseitige Recurrensparese vor und auf der anderen Seite soll ein größeres Recidiv operiert werden. Jeder gewissenhafte Chirurg muß auf solche Situationen vorbereitet sein und nur die enge Zusammenarbeit mit dem Laryngologen kann ihm dabei helfen. Die indirekte und direkte Tracheoskopie zur Begutachtung der Trachea und zum Auffinden eventueller intratrachealer Strumen ergänzen hier — wie schon erwähnt — die diagnostischen Möglichkeiten des Hals-Nasen-Ohren-Facharztes.

3. *Die Feststellung der Calciumwerte im Blut* vor jeder Recidivoperation, um manifeste oder latente Tetanien zu erkennen, hat JESSERER mit Nachdruck gefordert. Die Möglichkeit, daß durch eine Recidivoperation eine latente Tetanie manifest wird, ist immer gegeben. Weiß man vor der Operation von einem niedrigen Blut-Cal-

ciumwert, so wird man sich als Operateur entsprechend verhalten. Ist aus lokalen Gründen eine Blut-Calciumbestimmung nicht möglich, so ist die Harnprobe nach Sulkowitch eine rasch durchzuführende Methode, die die Blutuntersuchung im Notfall ersetzen kann.

Methode: In zwei Reagenzgläser werden je 3 bis 5 ccm Harn gegeben und dem einen Röhrchen Sulkowitch-Reagenz, dem anderen Aqua destillata in gleicher Menge zugefüllt. Tritt im Röhrchen mit Sulkowitch-Reagenz nach 3 Minuten keine deutliche Trübung auf, so deutet dies auf eine Verminderung des Calciumspiegels bzw. der Calciumausscheidung hin.

Sulkowitch-Reagenz: Ammonium oxalicum 10,0, Acidum oxalicum 10,0, Acidum aceticum glaciale 180,0.

Eine Tetanie mit all ihren physischen und psychischen Komplikationsmöglichkeiten stellt eine Gefahr dar, die man wohl mit allen Mitteln auf ein geringstes Maß reduzieren soll.

4. Über die Methode der Arteriographie zur Bestimmung der Schilddrüsenlage (Bobbio und Mitarbeiter) und mit Thyreogrammen (Scanner-Methode) haben wir persönlich keine Erfahrungen; beide diagnostischen Verfahren könnten aber bei der Voruntersuchung von Recidivstrumen an Bedeutung gewinnen. Ollino und Mitarbeiter, und Fuchsig berichten über Untersuchungen mit Thyreogrammen bei Recidivstrumen, um durch die Bestimmung der Restgröße eine narbige Trachealstenose von einer durch vergrößerte Schilddrüsenreste — also wirklichen Recidiven — verursachten Einengung der Luftröhre zu unterscheiden. Dadurch sollen unnötige neuerliche Operationen vermieden werden.

5. Eine genaue *Begutachtung und Voruntersuchung durch den Internisten wird viele Fragen der Indikationsstellung und auch der Operationsvorbereitung klären können.* Wenn wir auch nicht der Meinung sind, daß jeder zu operierende Patient vom Fachinternisten untersucht werden muß, so müssen wir doch bedenken, daß ein großer Teil der Patienten mit Recidiven naturgemäß den älteren Jahrgängen angehört, so daß das Herz, der Kreislauf oder die Lunge schon in irgendeiner Form gröber geschädigt sein kann. In bestimmten Fällen ziehen wir daher den Internisten zu Rate, gegebenenfalls auch deswegen, um zu entscheiden, ob die Beschwerden durch das Recidiv oder z. B. durch eine Cardiopathie, einen Hochdruck oder durch ein Emphysem bedingt sind. Dann können sich bei der Durchuntersuchung andere Leiden ergeben, die eine absolute Kontraindikation darstellen (siehe Kapitel Kontraindikationen, Seite 31). Daß in unserem Krankengut die Zahl der postoperativen Komplikationen von seiten des Herzens und der Lunge ein so geringes Ausmaß hatte, führen wir zum Großteil auf eine gewissenhafte Voruntersuchung und ebenso gewissenhafte, manchmal auch lange dauernde Vorberei-

tung zurück. Es darf nicht unsere Tendenz sein, hier die Verantwortung in allen Fällen allein zu tragen.

Wenn wir immer wieder von enger Zusammenarbeit mit Röntgenologen, Laryngologen und Internisten gesprochen haben, so sei hier den Herren Prof. Dr. HITTMAIR, Prof. Dr. HÖRBST, Prof. Dr. KLIMA, Prof. Dr. RUCKENSTEINER, Doz. Dr. BARTSCH, Doz. Dr. FEUCHTINGER, Primarius Dr. KAULICH und ihren Mitarbeitern von den Universitätskliniken Innsbruck und dem Kaiserin-Elisabeth-Spital in Wien für die verständnisvolle Hilfe ergebenst gedankt.

Die Indikationen

In Anlehnung an das Indikationsschema, das von HUBER für Erstoperationen aufgestellt wurde, wären folgende Faktoren bei vorliegendem Recidiv zu bedenken:

A. *Mechanische Ursachen bei euthyreoter Recidivstruma:*
  I. Sichtbare kosmetische Störungen;
  II. Struma per-magna, ausschließlich nach außen ausladend;
  III. Druckerscheinungen auf Nachbarorgane, insbesondere Trachea, Oesophagus, Halsgefäße, Nerven.

B. *Innersekretorische Störungen:*
  I. Überfunktion;
  II. Unterfunktion.

C. *Akute oder chronische Entzündungen.*

D. *Maligne Recidive gutartiger Strumen.*

E. *Fragliche Recidive und Kontraindikationen zur Recidivoperation.*

Wie Huber dazu noch bemerkt, treten mehrere dieser Ursachen vielfach kombiniert auf, so daß dadurch der Entschluß zur Operation erleichtert, aber auch manchmal erschwert wird. Dies trifft besonders für Recidivstrumen zu. Wenn wir auch bei Erststrumektomien unsere Operationsindikation relativ weit stellen, so sind die Probleme bei Recidivstrumen in Hinblick auf das wesentlich höhere Operationsrisiko doch eingehender zu erörtern und zu bedenken.

A. Mechanische Ursachen bei euthyreoter Recidivstruma

I. Sichtbare kosmetische Störungen

Man müßte an sich annehmen, daß das kosmetische Moment, das bei Erstoperationen besonders bei jüngeren Frauen eine nicht ganz unbedeutende Rolle spielt, bei Patienten mit einem Recidiv nicht mehr aufgeworfen wird. Die Erfahrung zeigt aber, daß besonders

Patienten, die vorher in Vollnarkose operiert wurden und bei denen der postoperative Verlauf nicht durch besondere Schmerzen kompliziert war, die Erstoperation nicht in so schlechter Erinnerung haben, daß sie sich nicht noch einmal — und sei es nur aus rein kosmetischen Gründen — operieren lassen wollten. Vor allem spielen hier zwei Faktoren mit:

1. Kann die Narbe nach der Erstoperation, durch eine Wundheilungsstörung oder durch eine ungünstige Schnittführung bedingt, kosmetisch schlecht sein und

2. wachsen viele Recidive vollkommen asymmetrisch, oder in Form eines isolierten — kosmetisch aber sehr störenden — Lobus-pyramidalis-Recidiv.

Außerdem kommen immer wieder Patienten nach einer Strumektomie und klagen über ein Druckgefühl und ein Ziehen im Hals, und führen diese Beschwerden auf die mehr oder weniger eingezogene oder adhärente Narbe zurück. Tatsächlich kann eine an der Trachea hängende Narbe subjektiv sehr starke Beschwerden verursachen — und eine solche Narbe soll operativ in Ordnung gebracht werden. Aber auch Narben, die ohne Beschwerden zu verursachen häßlich sind, können ohne größeres Risiko operativ verbessert werden. Es ist aber in allen Fällen notwendig, sich *vor der Narbenkorrektur* durch eine genaue klinische Untersuchung, vor allem durch ein Röntgen mit Bildern in a. p. und lateraler Richtung zu vergewissern, ob nicht unter der störenden Narbe noch ein Recidiv vorliegt, das die eigentliche Ursache der Beschwerden ist. Es wäre ein Fehler, *nur die Narbe zu korrigieren und dabei ein Recidiv zu übersehen.* Auch in Fällen, bei denen das Röntgenbild keinen konkreten Anhaltspunkt für ein Recidiv ergibt, aber man bei der Excision der Narbe doch auf ein Recidiv stößt, muß gewissenhaft überlegt werden, ob das Recidiv nicht doch entfernt werden soll, auch wenn man sich eigentlich nicht auf eine Recidivoperation vorbereitet hat. Daher soll auch *vor jeder Narbenkorrektur die Funktion der Stimmbänder* geprüft werden, um bei einer eventuell notwendigen Recidivoperation auch hier Klarheit zu haben. Die Entscheidung, ob gleichzeitig mit einer Narbenkorrektur ein eventuell nur mäßig vergrößerter Drüsenrest revidiert und nachreseziert werden soll, ist nicht immer leicht (Recurrensgefährdung usw.!). Aber um so mehr soll man daher versuchen, sich vor der Operation durch die röntgenologische und laryngologische Untersuchung diese Entscheidung zu erleichtern.

Liegt im umgekehrten Fall neben einem operationsreifen Recidiv eine unschöne Narbe vor, so ist es selbstverständlich, daß gleichzeitig versucht werden muß, diese kosmetische Störung zu beseitigen (siehe Kapitel Operationstechnik, Seite 38).

Soll ein rein kosmetisch störendes, z. B. asymmetrisch gewachsenes Recidiv operiert werden oder nicht? An sich ist jedes Recidivwachstum als ein pathologisches Geschehen zu werten, das heißt als Zeichen des Organismus, fehlendes Schilddrüsengewebe aus irgendeinem Grund zu ersetzen bzw. als Symptom einer Dysregulation des innersekretorischen Zusammenspiels. Wenn wir aber z. B. die kosmetische Indikation bei Erststrumektomien gelten lassen, so müßte dies auch für rein kosmetisch störende Recidive der Fall sein, da ja die Ursachen des Strumawachstums in beiden Fällen die gleichen sein müssen bzw. können. Nun einige Einschränkungen müssen hier doch gemacht werden:

Das Auftreten eines Recidivs ist ein Zeichen, daß nach der Erstoperation die hormonellen Verhältnisse bei den betroffenen Patienten nach wie vor nicht normal oder zumindest sehr labil sind.

Ist das kosmetisch störende Recidiv sehr rasch — also etwa nach ein bis zwei Jahren — aufgetreten, so ist wohl eine ausgesprochene Recidivneigung bewiesen, und hier wird man mit der Indikation zur erneuten Resektion, wenn sie nur aus rein kosmetischen Gründen durchgeführt werden soll, sehr zurückhaltend sein. Dies gilt vor allem für die Patienten, die nach der Erstoperation stark an Gewicht zugenommen haben oder auch sonst noch angedeutete oder ausgeprägte Symptome einer Unterfunktion zeigen. Bei einem zweiten oder dritten Recidiv wird man natürlich mit der kosmetischen Indikation noch mehr zurückhaltend sein.

Ist das Recidiv erst nach einem längeren Intervall oder erst nach Jahrzehnten aufgetreten und sind keine Zeichen von Unterfunktion vorhanden, so gelten wohl auch hier die Grundsätze wie bei einer Erstoperation. Das heißt, wir können die Indikation zu einer Strumektomie bzw. Recidivoperation dann stellen, wenn der Versuch einer konservativen Therapie nicht gelungen ist, wie es z. B. bei adenomatöser Entartung des Gewebes der Fall sein wird. Trotzdem muß eine rein kosmetische Indikation bei einer Recidivstruma in jedem Fall sehr gut überlegt sein, wobei die Tendenz zur Zurückhaltung eher überwiegt.

Etwas anders ist unsere Haltung dem Problem der *Recidive des Lobus pyramidalis* gegenüber. Die Zahl der Operateure, die einen Lobus pyramidalis bei der Erstoperation bewußt belassen — oder zum mindesten nach einem solchen nicht suchen — ist gar nicht so klein. Die Zahl der Lobus-pyramidalis-Recidive (entweder allein oder kombiniert mit einem Seitenlappenrecidiv) mit zusammen 17% von allen Recidiven (Tab. 7, S. 85) in unserem Krankengut spricht dafür. Der Lobus pyramidalis wird bekanntlich von zwei kleinen Ästen der Arteria thyreoidea superior versorgt. Es ist verständlich, daß bei Durchtrennung und Belassung eines Zapfenrestes dieser nun durch die überreichliche arterielle Versorgung besonders leicht hypertrophieren kann. Wir haben daher auch den Eindruck, daß die Lobus-pyramidalis-Recidive, wenn sie entstehen, viel schneller auftreten als die Seitenlappenrecidive, weil ja in vielen Fällen die Blutversorgung vollkommen ungestört, ja sogar überreichlich ist. KIRCHMAIR hat beschrieben, daß manchmal sogar ein Hauptast der Arteria thyreoidea superior direkt zum Isthmus oder zum Lobus pyramidalis gehen kann. Abgesehen davon, daß man bei jeder Strumektomie den Lobus pyramidalis exakt entfernen soll, möchten wir die *Indikation zur Exstirpation eines Lobus-pyramidalis-Recidivs*, die ja, vom Patienten gesehen, fast immer nur eine kosmetische ist, *doch weiter stellen*, da sie in den meisten Fällen auf einen technischen Mangel zurückzuführen ist. Zurückhaltung üben wir nur dann, wenn man den Eindruck hat, daß das Lobus-pyramidalis-Recidiv nicht operationstechnisch, sondern funktionell, das heißt durch eine Unterfunktion, bedingt ist. Die Erfahrung zeigt auch, daß die sekundäre Exstirpation eines Lobus-pyramidalis-Recidivs kaum ein Recidivwachstum der Seitenlappen provoziert.

II. Schweregefühl und Beschwerden durch eine ausschließlich nach außen ausladende große Recidivstruma

Liegt ein solches Recidiv vor, so ist wohl immer die Indikation zur Operation gegeben, vorausgesetzt, daß keine absolute Kontraindikation, z. B. durch ein anderes konsumierendes Leiden vorliegt. Überdies zeigt die Erfahrung, daß gerade die großen Recidive meist keine besonderen operationstechnischen Schwierigkeiten bieten.

III. Druckerscheinungen auf Nachbarorgane

Durch die mehr oder weniger ausgeprägte Vernarbung der vorderen Halsmuskulatur nach der oder den vorausgegangenen Operationen, haben die Recidivstrumen, im Gegensatz zu den normalen Kröpfen, nicht die gleiche Möglichkeit, sich nach vorne supraclaviculär auszubreiten. Die Folge davon ist, daß sie gezwungen sind, nach „innen“, also retrosternal-retrotracheal oder retrooesophageal sich zu entwickeln. Die Verdrängung und Verziehung der Trachea, des Oesophagus und der übrigen Halsorgane, wie der Gefäße, Nerven und Muskeln, ist die Folge.

Das sogenannte „mechanische Recidiv“, das euthyreoter Natur ist und durch seine mechanischen Komponenten, also Druck und Zug, in Erscheinung tritt, umfaßt den größten Teil der Strumarecidive in un-

serem Endemiegebiet. Mit anderen Worten heißt dies: das *Kernproblem* bei der Indikationsstellung zur Operation der meisten Recidive besteht darin, daß wir die Einengung und Verdrängung der Halsorgane — die ja dem Patienten die Beschwerden machen — beseitigen sollen.

Ein weiterer „mechanischer" Faktor ist dadurch vorhanden, daß sehr viele Recidive an sich sehr derb sind und zwar hat das wohl darin seinen Grund, daß die Strumakapsel durch die Manipulationen (Präparation und Vernähung) bei der Erstoperation vernarbt ist und dem Wachstum des Gewebes Widerstand entgegensetzt. Auch diese Komponente, also die Derbheit, wirkt sich auf die Umgebung aus, da ein harter Knoten, auch wenn er nicht groß ist — und dadurch rein optisch im Röntgenbild keine nennenswerte Einengung und Verdrängung der Halsorgane zeigen muß — doch ein erhebliches und auf die Dauer sehr störendes „Druck- und Würgegefühl" bedingen kann. Unter diese Gruppe fallen besonders die Recidivträger, die über Schluckbeschwerden klagen. Auch wenn der Oesophagus nicht nenneswert verlagert erscheint, kann doch ein paraoesophageal gelegener Recidivknoten der beim Schluckakt physiologischen Ausweitung und Motilität des Oesophagus, besonders wenn noch Adhäsionen bestehen, Widerstand entgegensetzen. Bei solchen Schluckbeschwerden darf allerdings die genaue Röntgenuntersuchung der ganzen Speiseröhre und des Magens sowie eine eventuelle neurologische Begutachtung nicht unterbleiben, damit man nicht ein anderes Leiden übersieht. Bei der Resektion solcher derber Recidive hat man nach Incision der Kapsel oft den Eindruck, daß das Gewebe richtig hervorquillt und unter einem gewissen Druck steht.

Man hat sich bei der Beurteilung von Röntgenbildern des Halses im Zusammenhang mit der Indikationsstellung zu Erst- oder Recidivoperationen angewöhnt, nur auf die Weite und Lage der Trachea und des Oesophagus zu achten und daraus seine Schlüsse zu ziehen. Unseres Erachtens muß aber gerade beim Recidiv noch an die *Beziehung der Struma zu den großen Halsgefäßen, also zur Arteria carotis communis und Vena jugularis interna gedacht werden.* Abgesehen davon, daß diese Gefäße durch das Recidiv z. B. nach vorne verlagert und zwischen Halsmuskulatur und Recidiv erheblich eingeklemmt werden können — ein Caput medusae über den oberen Thoraxpartien als Zeichen einer venösen Einflußstauung weist in diesem Falle darauf hin — findet man doch recht häufig auch eine umschriebene Verdrängung und Einengung der Carotis, so daß dieses Gefäß auch nach der Resektion meistens eine Zeitlang in seiner abnormalen Lage oder abnormalen Form verbleibt. Man kann wohl annehmen, daß ein solcher Druck auf die Carotis nicht belanglos für den

Patienten ist. Zahlreiche Strumaträger klagen über Kopfschmerzen — und wir glauben mit KECHT nicht fehlzugehen, wenn wir einen Teil dieser Beschwerden auf die Verdrängung und Kompression der Halsgefäße zurückführen. Fassen wir nochmals zusammen, so müssen wir aus mechanischen Gründen die *Indikation zur Operation eines Recidivs* dann stellen, wenn erstens das *Recidiv die Trachea, den Oesophagus oder die großen Gefäße beeinträchtigt oder zweitens durch die Derbheit ein Druckgefühl hervorruft, das wohl mit keiner anderen Methode als der Operation beseitigt werden kann.*

Diese Überlegungen zur Indikationsstellung aus mechanischen Gründen werden aber erheblich beeinflußt, wenn die laryngologische Untersuchung schon eine *Störung der Stimmbandfunktion ergibt.* Unserer Erfahrung nach verursachen vor allem folgende Kombinationen Schwierigkeiten:

1. Es liegt eine beiderseitige Recurrenslaesion vor und wir finden:
   a) ein Recidiv, das die Trachea und andere Halsorgane nicht oder kaum beeinträchtigt,
   b) ein Recidiv, das die Trachea und andere Halsorgane erheblich beeinträchtigt.
2. Es liegt eine einseitige Recurrenslaesion vor, und wir finden:
   a) ein Recidiv, das die Halsorgane nicht oder kaum beeinträchtigt,
   b) ein Recidiv, das auf der gleichen Seite der Recurrenslaesion liegt — und die Halsorgane nennenswert beeinträchtigt,
   c) ein Recidiv, das sich entweder beiderseits, oder überwiegend auf der gegenüberliegenden Seite der Recurrenslaesion entwickelt hat und die Halsorgane nennenswert beeinträchtigt.

Zur Situation 1a) muß gesagt werden, daß hier die Beschwerden wohl vor allem durch die Larynxstenose bedingt sind und eine Resektion des vorhandenen kleinen Recidivs keine Erleichterung verspricht. Die Behandlung der doppelseitigen Recurrenslaesion durch den Laryngologen, sei es durch Tracheotomie und anschließende Laterofixation eines Stimmbandes nach BRIEN-KING (HÖRBST) ist hier vordringlich. Trotzdem soll man aber gleichzeitig versuchen, durch medikamentöse Therapie das vorhandene Recidiv zu beeinflussen, zumindest an einem weiteren Wachstum zu hindern. Es gibt natürlich Fälle, bei denen man auch dann, wenn die Trachea oder die anderen Halsorgane durch das Recidiv nicht nennenswert beeinträchtigt sind und gleichzeitig eine Larynxstenose vorliegt, das Recidiv operativ beseitigt, wenn dieses eine gewisse Größe erreicht hat oder toxische Symptome zeigt. Hier fällt ja das Risiko der Recurrensschädigung nicht mehr ins Gewicht.

Zu 1b): Hier kombinieren sich die Larynx- und die Trachealstenose und es müssen beide Faktoren beseitigt werden. Hier wird wohl die Operation des Recidivs zuerst erfolgen müssen, und wenn der Patient wegen seiner Larynxstenose bisher noch nicht tracheotomiert wurde, so wird jetzt das Setzen einer Trachealkanüle nicht mehr zu umgehen sein, abgesehen davon, daß auch zur Vorbereitung für die Operation nach Brien-King eine vorherige Tracheotomie sowieso unbedingt empfohlen wird (Hörbst). Unsere Warnung, mit der Tracheotomie ja nicht zu sparsam zu sein, tritt in ihr Recht. Nach der Behebung der Trachealstenose soll der Patient zur Weiterbehandlung dem Laryngologen übergeben werden.

Zu 2a): Eine einseitige Recurrenslaesion bedingt bei der Mehrzahl der betroffenen Patienten außer einer möglichen Beeinträchtigung der Stimme keine besonderen Beschwerden. Liegt aber nun ein sicht- und tastbares Recidiv vor, das zwar die Trachea nicht erheblich beeinträchtigt, aber doch Beschwerden (Druckgefühl usw.) verursacht oder z. B. kosmetisch sehr stört, so kann dieses Recidiv, falls auf der gleichen Seite schon eine Recurrenslaesion vorliegt, ohne weiteres angegangen werden. In manchen Fällen wird nach solchen Operationen — trotz unverändertem Larynxbefund — die Stimme für einige Zeit wieder stärker belegt, eine Möglichkeit, auf die wir die Patienten schon vorher aufmerksam machen. Hier besteht die Möglichkeit, oder es ist sogar wahrscheinlich, daß bei der Recidivoperation auch der Ramus externus des Nervus laryngeus superior geschädigt wurde, — eine Laesion, die nach Hofer und Jeschek für die Stimmqualität sehr bedeutend ist. Eingehende Untersuchungen dieser Autoren ergaben, daß die alleinige Laesion des Nervus recurrens das Stimmband in Median- oder Paramedianstellung bringt — die zusätzliche Schädigung des Ramus externus des oberen Kehlkopfnerven nimmt dem Stimmband auch die Spannung, es rückt in Intermediärstellung und die Stimme wird schlechter. Die Seite, auf der die Stimmbandfunktion noch intakt ist, soll in diesem Fall unberührt bleiben. Auch hier kann die konservative Therapie unterstüzend wirken.

Zu 2b): Patienten mit einer einseitigen Recurrenslaesion *und* einem Recidiv, das die Trachea verdrängt und einengt, haben doch meistens ganz erhebliche Beschwerden, da sich die partielle Larynxstenose mit der partiellen Trachealstenose summiert. Da aber der Recurrens auf der Seite des Recidivs schon geschädigt ist, kann die Operation dieser Seite ohne wesentliches Risiko durchgeführt werden. In besonders unglücklichen Fällen allerdings, kann auch bei einer einseitigen Resektion der gegenüberliegende Nervus recurrens durch einen retrotrachealen Knoten verschoben und verzogen sein, daß er — wie Huber dies beschrieben hat — mitverletzt werden kann. An diese Möglichkeit muß man denken.

Zu 2c): Die Notwendigkeit, ein Recidiv zu operieren, bei dem schon ein Stimmband geschädigt ist und die gegenüberliegende Seite reseziert werden muß, stellt uns vor verschiedene Probleme: Die Resektion ist aus den gleichen Gründen der Summation der partiellen Larynx- und Trachealstenose notwendig. Die Gefahr, daß dabei auch der zweite Nervus recurrens lädiert wird, ist groß. Es gilt nun vorerst zu versuchen, durch Einsicht in den Operationsbericht der Erstoperation oder, wenn dies nicht möglich ist, durch Befragen des Patienten (selten verläßlich!) festzustellen, ob vielleicht bei der Erstoperation nur eine Seite reseziert wurde, also eventuell ein vikariierendes Recidiv auf der gefährdeten Seite vorliegt. Die Möglichkeit, daß die recurrensgesunde Seite bei der Erstoperation nicht reseziert wurde, ist immerhin gegeben und erleichtert die Situation ungemein. Die Palpation zur Feststellung, ob vielleicht ein vikariierendes Recidiv vorliegt, ist sehr unverläßlich, wenn auch echte Recidive meistens härter und weniger gut verschieblich imponieren.

Es erscheint uns daher vor einer dieser Art gelagerten Recidivoperation aus mehreren Gründen notwendig, den Patienten auf die Möglichkeit einer notwendigen Tracheotomie aufmerksam zu machen — vor allem auch deswegen, um den psychischen Schock nach dem Aufwachen aus der Narkose zu verringern. Manchmal mußten wir dabei allerdings die Erfahrung machen, daß solche Patienten daraufhin auch dringliche Operationen ablehnten und gegen Revers entlassen werden mußten. In Zweifelsfällen ist es vielleicht gut, vorerst mit den nächsten Angehörigen der Patienten zu sprechen. Es ist nicht immer leicht hier das Richtige zu treffen, besonders bei Patienten, bei denen die Stimme berufswichtig (Lehrpersonen, Sänger, Telephonistinnen usw.) ist. Rein forensisch ist wohl der Operateur nur dann verpflichtet dem Patienten die volle Tragweite mit allen Komplikationsmöglichkeiten zu eröffnen, wenn er vom Patienten ausdrücklich darnach befragt wird. Trotzdem pflegen wir aus eigenem den Patienten die Situation zu erklären, wobei man allerdings auch die Versicherung abgeben kann und soll, daß alles getan wird, um den zweiten Recurrens nicht zu schädigen. Daß unter diesen Umständen eine besonders sorgfältige Präparation auf der gefährdeten Seite durchgeführt wird, ist wohl selbstverständlich.

Es muß zum Abschluß dieser Ausführungen aber unbedingt noch klargestellt werden, daß trotz exaktester Voruntersuchung die Entscheidung, ob ein Patient zur Gruppe 2b oder 2c gehört, nicht immer möglich ist; und zwar dann, wenn ein retrotrachealer Zapfen vorliegt: selbst sehr erfahrene Röntgenologen können trotz Drehung vor dem Röntgenschirm oft kein sicheres Urteil abgeben, von welcher Seite der retrotracheale Anteil ausgeht. Das „mechanisch" euthyreote Recidiv stellt also, wenn keine schwerwiegende Kontraindikation vorliegt, eine eindeutige Indikation zur Operation dar. Wegen des stark erhöhten Operationsrisikos beim Recidiv muß aber auch hier in der Indikation ein strenger Maßstab angelegt und soll die Möglichkeit einer konservativen Beeinflussung nicht außer acht gelassen werden.

B. Innersekretorische Störungen

I. Überfunktion bei vorliegendem Recidiv

Bei den hier folgenden Überlegungen sind alle jene Fälle von vornherein ausgeschaltet, die auf Grund ihrer Beschwerden vielleicht als Thyreotoxikosen angesehen werden könnten, in Wirklichkeit aber keine sind. Auch euthyreote-mechanische Recidive können ein Druckgefühl, Herzbeschwerden, Nervosität usw. verursachen. Auch die Patienten, die zwar über echte thyreotoxische Beschwerden — entweder kontinuierlich nach der ersten Operation oder wiederaufgetreten nach einem Intervall — klagen, aber keinerlei Vergrößerung der Schilddrüsenreste erkennen lassen, fallen nicht in unser Thema. Die Behandlung dieser Fälle ist eindeutig die Domäne der internen Medizin.

Die Diagnose *„toxisches Recidiv" muß also eine nennenswerte Schilddrüsenvergrößerung und gleichzeitig eine einwandfreie diagnostizierte Überfunktion beinhalten.* Die Schilddrüsenvergrößerung bzw. das Recidiv kann ohne Beeinträchtigung der Halsorgane einhergehen, ist aber in den meisten Fällen mit einer mechanischen Komponente, das heißt eben doch mit einer Einengung oder Verdrängung der umliegenden Organe vergesellschaftet. In diesem letzteren Fall, also bei Vorliegen auch einer mechanischen Komponente, gelten im großen und ganzen die Indikationsgrundsätze, wie sie im vorangegangenen Kapitel niedergelegt wurden.

Da jedoch die Behandlung der Thyreotoxikosen an sich noch ein Problem ist, das einerseits noch sehr im Fluß und andererseits auch sehr umstritten ist, lohnt es sich vielleicht, auf die einzelnen, bisher empfohlenen konservativen Behandlungsmethoden näher einzugehen.

1. Die Versuche, die Thyreotoxikosen mit *anorganischem Jod* (Dautreband) zu behandeln, sind aufgegeben worden und die Jodmedikation in dieser Form ist nur mehr als wichtige Operationsvorbereitung des Basedow nach Plummer in Verwendung.

2. Wesentlich bessere Aussichten haben nach Abelin, Morawitz, von Bachem, Loeb u. a. die Behandlungen der Thyreotoxikosen mit *organischen Jodverbindungen,* hier vor allem mit Dijodthyrosin. Teils wurden hier Dauererfolge erzielt, teils berichten aber die Autoren

(von Bachem, Günther, u. a.), daß sich der Grundumsatz bei dieser Medikation zwar senkt, nach Absetzen der Therapie aber bald wieder ansteigt. Wir selbst glauben, daß man die Behandlung mit Dijodthyrosin in bestimmten Fällen sicherlich versuchen kann; die thyreotoxischen Beschwerden können sich bessern, die Größe eines Recidivs dürfte dadurch kaum beeinflußt werden und ein Dauererfolg bei Vorliegen einer merklichen Schilddrüsenvergrößerung wird kaum zu erwarten sein.

3. Mit dem Aufkommen der *Thioharnstoffderivate*, die nach Untersuchungen, vor allem amerikanischer Forscher (Kennedy und Mitarbeiter, Makenzie und McCollum, Astwood, Baumann u. a.), die Thyroxinbildung in der Schilddrüse hemmen, hatte es den Anschein, daß in der Therapie der Thyreotoxikosen entscheidende Fortschritte eingetreten wären. In einer größeren Statistik von Walton van Winkle und Mitarbeiter wird im Jahre 1946 über günstige Ergebnisse dieser Therapie berichtet, obwohl die auftretenden Nebenerscheinungen wie Agranulocytose, Leukopenie, Hautreaktionen usw. nicht unerwähnt blieben. Wichtig für uns ist aber, daß fast übereinstimmend damals die Beobachtung gemacht wurde, daß gleichzeitig mit der Beeinflussung der Thyreotoxikose der Halsumfang, also die Struma an Größe zunahm. Es scheint hier wie beim primären Jodmangel die Schilddrüse auf die Hemmung der Thyroxinbildung durch die Thioharnstoffpräparate mit einer Gewebsneubildung zu reagieren; das von der Schilddrüse, das heißt vom Thyroxin normaler Weise inaktivierte thyreotrope Hormon wird neu reaktiviert (Hofmann-Gredner).

Aber auch über diese für uns Chirurgen sehr wesentliche Frage einer Größenzunahme der Drüse gibt es verschiedene Meinungen und Erfahrungen. Fellinger sowie Oberdisse konnten bei genauer und gezielter Dosierung in manchen Fällen auch eine Verkleinerung der Thyreoidea erzielen. Wenn auch vielfach wieder gegenteilige Beobachtungen vorliegen, z. B. von Kopf, so gibt es nach Huber sicher Fälle, bei denen die Thioharnstoffpräparate die chirurgische Therapie entweder unterstützen oder sogar überflüssig machen können.

1. Ein Behandlungsversuch bei einem Basedow oder toxischem Adenom ohne Trachealeinengung ist sicher nicht abzulehnen. Dadurch werden die Patienten auf alle Fälle ruhiger und man kann mit ihnen in diesem Stadium, wenn notwendig, besser über eine eventuelle Operation sprechen.

2. In letzterem Fall ist die Thiouracilmedikation als Operationsvorbereitung absolut günstig und hat auch in Kombination mit der Plummerschen Jodvorbehandlung — besonders bei hartnäckigen Fällen (Wilflingseder) — sich bewährt.

3. In gewissen Fällen von Hyperthyreose, z. B. im Klimakterium, ist die Thiouracilbehandlung zu empfehlen, wobei jedoch auch hier Vorsicht am Platze ist, um nicht rein klimakterische Beschwerden einer nicht vorhandenen Hyperthyreose zuzuschreiben.

Zur Therapie mit diesen Präparaten muß aber noch erwähnt werden, daß wirkliche Erfolge erst nach monatelanger Behandlung eintreten (KIRCHMAIR) und nach Absetzen der Therapie nach BARR und SHORR in etwa einem Drittel der Fälle oder sogar bei 50% (WILLIAMS, FRIKS) bald wieder Beschwerden auftraten.

Es ist somit die Thioharnstofftherapie zum Teil problematisch.

Übertragen wir alle diese Fragezeichen auf das Problem der toxischen Recidivstruma, so schränken sich die Möglichkeiten der Anwendung dieser Medikation ziemlich ein:

1. Da neben der Toxikose ein recidivierendes Wachstum der Schilddrüse vorliegt, so ist es naheliegend, daß man sich scheut, eine Behandlung zu beginnen, die noch eine weitere Größenzunahme auslösen kann.

2. Die Behandlung erfordert neben der Unsicherheit der Erfolge im allgemeinen einen Zeitraum von vielen Monaten, ja sogar Jahren und ist einerseits aus sozialen und wirtschaftlichen Gründen schwer durchzuführen, andererseits ist der Patient mit dem toxischen Recidiv durch die Wiederholung seiner Erkrankung verständlicherweise psychisch noch labiler als andere Patienten.

3. Die Operation eines Recidivs ist an sich technisch schwierig und wird durch diese Medikamente infolge Blutreichtum und Brüchigkeit noch weiter erschwert. Es ist daher günstig — wenn es durchführbar ist — zu versuchen, in der Operationsvorbereitung ohne Thioharnstoffpräparate auszukommen.

Die Anwendung der Thioharnstoffpräparate bei toxischen Recidivstrumen bleibt daher nur relativ wenigen Fällen vorbehalten und soll versucht werden:

a) bei Patienten, die die *Operation ablehnen,* um zumindest die toxischen Komponenten zu beeinflussen,

b) bei solchen, bei denen durch ein anderes Leiden, z. B. eine *schwere Cardiopathie* oder eine *aktive Lungentuberkulose,* das Operationsrisiko für den Augenblick zu groß ist. Die Möglichkeit, bei Besserung der Thyreotoxikose und somit auch der Cardiopathie, zu einem späteren Zeitpunkt und unter günstigeren Bedingungen operieren zu können, ist gegeben.

c) Bei Fällen, bei denen besondere *technische Schwierigkeiten bei der Operation* zu erwarten sind (z. B. bei schon vorhandener einseitiger Recurrensschädigung!) und die weitgehend psychisch gegen die Operation eingestellt sind.

d) Die letzte und sicher häufigste Indikation der Anwendung dieser Präparate ist dann gegeben, *wenn es nicht gelingt, allein mit der Plummer'schen Jodvorbehandlung und mit sedierenden Maßnahmen die toxischen Erscheinungen vor der Operation so weit zum Rückgang zu bringen*, daß der Patient operationsreif ist. Hier müssen die Nachteile der Brüchigkeit des Gewebes eben in Kauf genommen werden.

e) Es darf allerdings nicht verschwiegen werden, daß man nach neuesten Literaturangaben (Bansi, Mandl u. a.) mit Trijodthyronin, dem sogenannten zweiten Schilddrüsenhormon, die durch Thioharnstoffe ausgelöste proliferationsstimulierende Wirkung des Hypophysenvorderlappens aufheben kann. Somit wären der Behandlung von toxischen Strumen bzw. toxischen Recidiven durch diese Kombination bessere Aussichten gegeben. Wir selbst haben in dieser Richtung noch keine eigenen Erfahrungen sammeln können.

4. *Das radioaktive Jod* (J^{131})

Ausgehend von der in der Schilddrüsenphysiologie bekannten Tatsache, daß das dem Körper zugeführte Jod vor allem in der Schilddrüse gespeichert und verarbeitet wird, haben Hertz, Roberts und Evans 1937 erstmals das radioaktive Jod als physiologischen Indikator des Jodstoffwechsels in der Schilddrüse eingeführt. Auf der Erkenntnis aufbauend, daß in der Funktion gesteigerte Schilddrüsen einen besonders großen Bedarf an Jod haben (Jentzer, Hamilton und Mitarbeiter u. a.) lag der Gedanke nahe, die vermehrte Speicherung und den Strahlungseffekt des J^{131} bei hyperaktiven Schilddrüsen sozusagen „aus dem Innern heraus" zu benützen, um die überfunktionierenden Zellen zu beeinflussen (Hertz und Roberts, Evans, Soley und Mitarbeiter, Hamilton, Fellinger und Voelkel u. a.). Die Schwierigkeiten dieser Bestrahlungsart liegen vor allem in der Frage der Dosierung und in der Tatsache, daß die Auswirkungen einer einmal verabreichten Dosis erstens nicht mehr gebremst und zweitens nicht leicht abzusehen sind. Vannotti, Soley und Mitarbeiter haben genaue Dosierungsschemata angegeben, jedoch ist bis heute die Frage noch sehr im Fluß. Über gute Ergebnisse der Behandlung der Thyreotoxikosen mit J^{131} berichten außer den schon genannten Autoren noch Chapman, Richards, Crile u. a. Dabei werden allerdings in etwa 10% der Fälle Myxoedeme nach dieser Behandlung angegeben.

Als *Kontraindikation* bzw. Indikation mit zweifelhaftem Erfolg gelten:

1. Zeichen von bestehender Unterfunktion, die hier nicht zur Diskussion stehen.

2. Frauen im gebärfähigen Alter, besonders in der Schwangerschaft (wegen der Gefahr der Strahlenschädigung des Uterus, der

Ovarien bzw. des Embryos durch das in der benachbarten Harnblase ausgeschiedene und angesammelte und daher konzentrierte J^{131}).

3. Tracheomalazie.

4. Knotenkröpfe. (Diese sprechen wesentlich schlechter an als diffuse Strumen.)

Wenn wir uns nun fragen, was die *Therapie mit J^{131} bei toxischen Recidivstrumen* eventuell zu leisten vermag, so ergeben sich *einige Bedenken:*

a) Bei vielen Recidiven ist das Gewebe an sich schon teilweise bindegewebig und regressiv verändert. Wenn wir nun noch diese Recidive einer nicht mehr aufzuhaltenden und teilweise unkontrollierbaren Bestrahlung aussetzen, so ist die Gefahr, daß das restliche, noch funktionstüchtige Gewebe endgültig und für immer geschädigt wird, gegeben. Wir könnten uns vorstellen, daß die Zahl der Myxoedeme nach J^{131}-Behandlung bei toxischen Recidivstrumen noch größer als 10% ist.

b) Nachdem 75% unserer Recidive teilweise oder ausschließlich adenomatösen Charakter aufweisen (siehe Tab. 8, S. 88) und aus der Literatur zu entnehmen ist, daß die Behandlungserfolge bei diesem Gewebstyp wesentlich schlechter sind, wird die Indikationsbreite schon sehr eingeschränkt.

In Übereinstimmung mit der Literatur glauben wir, daß die Anwendung des J^{131} *nur für bestimmte Fälle von toxischen Recidivstrumen indiziert ist:*

1. Bei toxischen Recidiven, bei denen die Operation abgelehnt wird. Hier scheint uns die Behandlung mit J^{131} günstiger als mit Thioharnstoffen, besonders in den Fällen, bei denen eine mechanische Komponente, z. B. eine Einengung der Luftröhre, vorliegt, weil die Thioharnstoffbehandlung die Gefahr einer Größenzunahme des Recidivs in sich birgt, hingegen das J^{131} sogar die Möglichkeit einer Verkleinerung desselben bietet. Andererseits hat die J^{131}-Therapie den Nachteil, daß sie im Gegensatz zu anderen Behandlungsmethoden schwer steuerbar ist.

2. Bei älteren Patienten mit toxischen Recidiven, bei denen schwere Cardiopathien oder sonstige Leiden vorliegen, die das Operationsrisiko wesentlich erhöhen (Fellinger).

3. Bei toxischen Recidivstrumen mit schon vorhandener einseitiger Recurrensschädigung, bei denen eine doppelseitige Recurrensschädigung, z. B. aus beruflichen Gründen, in keinem Fall in Kauf genommen werden kann.

Die vorher angeführten Kontraindikationen und möglichen Therapieversager und Gefahren der J^{131}-Behandlung müssen allerdings auch bei all diesen Patienten einkalkuliert werden.

Wenn wir nun die Vor- und Nachteile der verschiedenen Möglichkeiten einer konservativen Therapie bei toxischen Recidivstrumen gegeneinander abwägen, so bleiben relativ wenige Fälle übrig, bei denen wir die eine oder andere konservative Methode mit Berechtigung anwenden können. Wir sind zu dem Schluß gekommen, daß auch hier die Operation unter Einrechnung aller Risiken, von einem erfahrenen Chirurgen durchgeführt, immer noch in der überwiegenden Mehrzahl der Fälle am schnellsten und gründlichsten zum Erfolg führt, da mit dem operativen Eingriff sowohl die Dysfunktion als auch das Zuviel an Gewebe beseitigt werden kann — Vorteile, die keine der konservativen Methoden bietet.

II. Unterfunktion bei vorliegendem Recidiv

Dieses Krankheitsbild ist an sich selten zu beobachten; auch Plenk und Bergmann berichten nur über wenige Fälle.

Wir müssen hier unterscheiden zwischen

1. einem Zustand nach Resektion einer euthyreoten oder hyperthyreoten Struma vor mehr oder weniger langer Zeit mit nachfolgender Unterfunktion, die den Schilddrüsenrest zur Hypertrophie gezwungen hat, ohne daß dadurch eine funktionelle Kompensation erreicht werden konnte und

2. einem Zustand nach Resektion einer an sich schon hypothyreoten Struma mit Wiederholung des Strumawachstums auf gleicher Basis.

Zu Punkt 1: Diese Art von Recidiven ist primär absolut die Domäne der konservativen Therapie. Das erneute Recidivwachstum ist ein Zeichen, daß durch die vorausgegangene Operation das Schilddrüsengleichgewicht nicht mehr hergestellt wurde, sei es durch zu ausgedehnte Resektion, sei es durch das Fehlen einer postoperativen Substitution. Die Schilddrüsenreste konnten offensichtlich aus eigener Kraft das Spiel zwischen Hormonproduktion und Ausschüttung nicht regulieren, es kommt zu einer Proliferation und Anschoppung eines Hormons minderwertiger Qualität ohne Ausschwemmung desselben (Breitner).

Die Organotherapie kann hier viel leisten und zwar in zwei Richtungen: durch die Aktivierung des Kolloids in Form von Ausschwemmung wird der hypothyreote Zustand behoben und gleichzeitig wird oder kann das Recidiv an Größe abnehmen und sogar verschwinden. Nach Breitner, und Baumgartner ist allerdings mit Recht hier äußerste Vorsicht am Platz, da die kolloidreiche Anschoppungsstruma die Basis einer Hyperthyreose sein kann — genau so wie andererseits z. B. Basedowstrumen besonders gerne postoperativ zum Myxoedem neigen.

Unter den vielen organischen Schilddrüsenpräparaten haben wir hier bis jetzt dem *Thyreosan* den Vorzug gegeben; die Dosierung unter sorgfältiger ärztlicher Kontrolle muß individuell erfolgen.

In letzter Zeit haben wir Versuche mit dem Trijodthyronin zur Behebung von Unterfunktionszuständen mit gutem Erfolg durchgeführt. Dieses Präparat, dem man eine fünffach stärkere Wirkung als dem Thyroxin zuspricht, hat sich bis jetzt sehr gut bewährt. Nachdem das Thyreosan nicht standardisiert ist und somit die Joddosis in jeder Tablette vollkommen verschieden sein kann, glauben wir, daß für die Zukunft dem Trijodthyronin der Vorzug gegeben werden muß (Crispel und Gross und Mitarbeiter; Metzner, Literaturzusammenfassung Bohmke).

Meistens sind allerdings diese hypothyreoten Recidive auch mit einer mechanischen Komponente, das heißt also Einengung der Trachea verbunden — aber auch in diesen Fällen soll zuerst der Versuch einer konservativen Therapie gemacht werden. Nur bei bedrohlichen Verdrängungen und Einengungen der Trachea oder bei intrathorakalen Recidiven dieser Art wird man die Operation nicht immer vermeiden können, nur muß dann sofort die medikamentöse Substitution und somit gleichzeitig die Recidivprophylaxe einsetzen.

Zu Punkt 2: Recidive mit Unterfunktion nach primären Hypothyreosen stellen uns vor die Frage, ob es einen Sinn hat, hypothyreotische Strumen überhaupt zu operieren. Breitner schreibt zu diesem Problem, daß dieser Strumatypus weder durch eine Jodmedikation noch durch Verabreichung von Schilddrüsensubstanz lokal zu beeinflussen sei. Eine Organotherapie könne nur direkt — also sozusagen unter Umgehung der Schilddrüse — den jeweiligen Sekretausfall in weitem Ausmaß ersetzen. Er empfiehlt, falls keine mechanische Komponente vorliegt, die konservative Therapie. Daß aber auch hier eine Resektion Erfolg erzielen kann, ist von Wagner-Jauregg auf Grund von Beobachtungen von Poncet, Neudörfer und Callicart (zit. nach Breitner) berichtet worden. Wagner-Jauregg glaubt, daß die funktionelle Besserung der Hypothyreose nach Operation auf eine „traumatische Reaktion" der Drüse zurückzuführen ist. Man könnte sich dabei vorstellen, daß allein durch die Resektion die Drüse in ihrem pathologischen Ruhezustand der Anschoppung mit Kolloid und Druck desselben auf das Follikelepithel gestört und somit einer nachfolgenden Organotherapie eher zugänglich gemacht wird. Auch Urban befürwortet die Operation: er verspricht sich von der Ausschälung der Adenome eine günstige Wirkung auf das vom Druck befreite atrophische Schilddrüsengewebe.

Wir selbst konnten bei unseren Untersuchungen über die postoperative Schilddrüsenfunktion mit radioaktivem Jod in dieser Richtung einen eindrucksvollen Fall beobachten.

Patient W. Th., 13 Jahre, bietet ante operationem den Typus einer knotigen juvenilen Struma mit kretinem Einschlag und erheblicher Trachealeinengung. Vor der Operation liegen die Speicherwerte des J^{131} mit 21,3% trotz erheblicher Größe der Struma unter der Norm. Grundumsatz — 1,8%, Blut-Cholesterin 258 mg% deutlich erhöht. Resektion beiderseits unter Belassung normalgroßer Schilddrüsenreste. Inferiorligatur nur links.

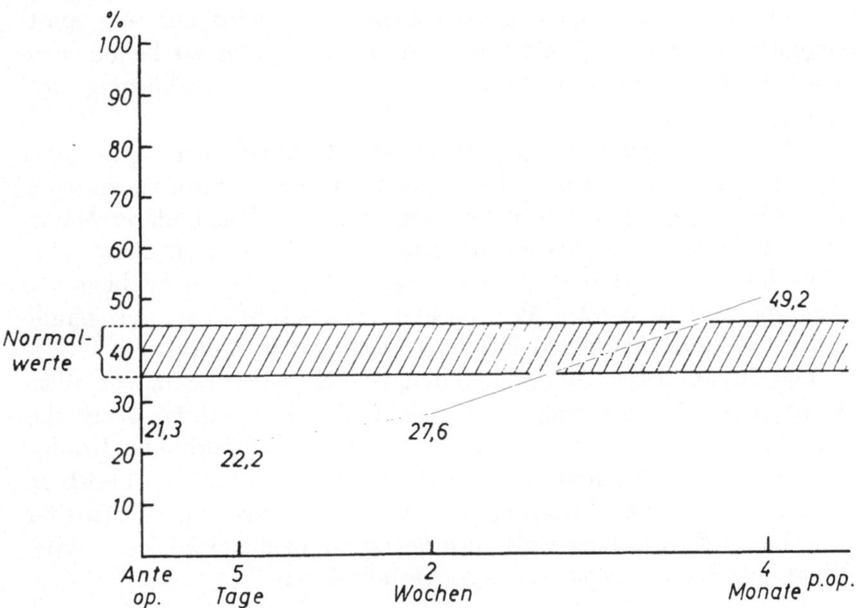

Abb. 4. Radiojodtest einer operierten juvenilen Hypothyreose

Histologischer Befund: „Atrophierende kolloide Schilddrüsenhyperplasie mit mittlerer Follikelgröße mit eingedicktem, verschieden gefärbtem Sekret und geschlossener solitärer kolloider bis kolloid-cystisch regressiv veränderter Adenombildung" (Prof. Dr. Coronini). Postoperativer Verlauf komplikationslos.

5 Tage post operationem: J^{131}-Test 22,2%, GU —2%, Chol. 123 mg%. *14 Tage post operationem:* J^{131}-Test 27,6%, GU fehlt, Chol. 178 mg%. *4 Monate post operationem:* J^{131}-Test 49,2%, GU + 17%, Chol. 117 mg% (siehe Abb. 4).

Wie aus der Kurve und den erhobenen Werten des J^{131}, des Grundumsatzes und des Blut-Cholesterinspiegels zu ersehen, begann schon in den ersten 14 Tagen post operationem die Schilddrüse mit einer Normalisierungstendenz, die vier Monate später sowohl klinisch objektiv, als auch subjektiv eklatant in Erscheinung trat. Der anfänglich kretine Aspekt verschwand weitgehend und der Eindruck einer Zunahme der geistigen Beweglichkeit wurde besonders von den Eltern des Knaben bestätigt. Dabei haben wir in diesem Fall absichtlich eine unmittelbar postoperativ einsetzende medikamentöse Jodsubstitution unterlassen, um die Auswertung mit J^{131} vier Monate post operationem noch zu ermöglichen. Erst nach diesem Zeitpunkt setzt eine Jodostrumitprophylaxe ein. Eine Kontrolle zwei Jahre post operationem ergab völlig normale Verhältnisse und kein Anzeichen für ein Recidiv. Wir haben auch jetzt, 6 Jahre nach der Operation, eine schriftliche Nachricht, daß es dem Patienten gut geht und kein Anhaltspunkt für einen hypothyreoten Rückschlag oder ein Recidiv vorhanden ist.

Wenn also in bestimmten Fällen die Strumektomie bei hypothyreoten Fällen zum Erfolg führt, hingegen die medikamentöse Therapie laut Breitner nur rein symptomatisch bleibt, so ist natürlich auch der Versuch einer Resektion eines hypothyreoten Recidivs dieser Art nicht abzulehnen. Entscheidend dabei wird nur sein, postoperativ sofort dem Schilddrüsenrest medikamentös zu helfen, eine normale Hormonproduktion und vor allem die Ausschüttung desselben einzuleiten.

Die Schwierigkeit bei hypothyreoten Recidiven wird nur darin liegen, daß es in vielen Fällen nicht möglich sein wird, zu entscheiden, ob es sich um einen hypothyreoten Zustand sekundärer Natur, also nach einer normalen Struma handelt, oder ob schon immer eine Unterfunktion vorlag. Und diese Frage ist für die einzuschlagende Therapie äußerst wichtig. Wir möchten nochmals betonen, daß gerade bei jugendlichen Patienten hier nicht resigniert werden darf.

Die Situation bei der Behandlung von Hypothyreosen, vor allem kongenitaler Myxoedeme, hat sich in den letzten Jahren durch das Trijodthyronin wesentlich geändert. Über ausgezeichnete Erfolge — auch mit Verkleinerung der hypothyreoten Struma — berichten z. B. de Graeff und Mitarbeiter, Langanke, Zondek und Mitarbeiter u. a. Diese Entwicklung wird auch im Zusammenhang mit dem hypothyreoten Recidiv genauestens zu verfolgen sein.

C. Akute oder chronische Entzündungen bei vorliegendem Recidiv

Wir unterscheiden hier: a) *akute eitrige Strumitis* und b) *chronische Strumitis.*

Zu a): In unserem Krankengut traten Recidive nach eitrigen Strumitiden in Form erneuter entzündlicher Prozesse nicht auf. Daß allerdings nach einer Incision bzw. Resektion einer akut entzündlichen Struma ein Recidiv anderer histologischer Art entstehen kann, ist sicher möglich, ist uns aber nicht bekannt. Bei einer einzigen Patientin trat in einem Recidiv eine eitrige Entzündung auf, die inzidiert werden mußte. Die Erstoperation lag 6 Jahre zurück, so daß ein Spätabszeß nicht ganz auszuschließen ist. Ein histologischer Befund wurde nicht erhoben, daher können wir auch diesen Fall nicht eindeutig als eitrige Strumitis in einem Recidiv betrachten. Über die Möglichkeit, daß nach Strumektomien im Operationsgebiet oder auch direkt im

Strumarest auch nach längerer Zeit (sogar nach 10 bis 15 Jahren) Entzündungen und Eiterungen auftreten können, wird immer wieder berichtet. Auch wir haben einen solchen Fall gesehen. Dies hat natürlich mit einer Strumitis nichts zu tun.

Zu b): Daß chronische Strumitiden, z. B. die eisenharte Riedelsche Struma, recidivieren können, ist nach TRAUM in der Literatur nicht bekannt. Alle Fälle, die als solche Recidive angesehen wurden (SHAW und SMITH, zit. nach TRAUM, ENDERLEN, WREDE) halten genauer Kritik nicht stand. Im allgemeinen macht man die Beobachtung, daß nach Resektion einer Strumitis der Rest sich bald normalisiert; es bleibt nur die große Gefahr der postoperativen Unterfunktion (nach HESS 36%), die eine sofortige medikamentöse Substitution in Form von Thyreosan oder Trijodthyronin verlangt. SAEGESSER meint mit Recht, daß oft auch eine Probeexcision allein genüge, um die Entzündung zur Ausheilung zu bringen.

Auch wir haben echte Recidive gleicher histologischer Art nach chronischen Strumitiden nicht gesehen. TRAUM berichtet über eine Patientin, die etwa 3 Monate nach der Resektion einer Riedelschen Struma ein derbes Recidiv bekam. Dieses wurde allerdings nicht operiert, so daß auch hier ein sicherer histologischer Nachweis fehlt. CROTTI hat unter 56 Fällen von Riedelschen Strumen auch kein Recidiv beobachten können.

D. Maligne Recidive gutartiger Strumen

Obwohl KOCHER feststellte, daß er nie die Entwicklung eines malignen Recidivs nach der Operation einer primär gutartigen Struma gesehen hätte, ist die maligne Degeneration in einem Schilddrüsenrest bzw. einer Recidivstruma vielfach beschrieben (BREITNER und JUST, EPPLE, FISCHER, KLOSE und HELLWIG, DE QUERVAIN u. a.). HUBER berichtet an Hand von 38 Fällen über dieses Problem und stellt in diesem Zusammenhang die Frage, ob die Operation einer gutartigen Struma als krebsvorbeugende Maßnahme daher überhaupt einen Sinn habe. Aus seiner Analyse der Fälle ergeben sich folgende theoretische Möglichkeiten:

1. Die primäre Struma war einwandfrei histologisch und biologisch gutartig. Die maligne Entartung erfolgte zu einem späteren Zeitpunkt.

2. Der Kropf war bei der Erstoperation schon maligen, wurde aber aus folgenden Gründen nicht als solcher erkannt:

a) Der maligne Herd, der ja oft klein sein kann, verblieb im Drüsenrest.

b) Er wurde zwar mitreseziert, kam aber histologisch nicht zur Darstellung.

c) Der Malignitätsgrad war noch nicht so ausgeprägt, daß eine sichere Diagnose vom Pathologen hätte gestellt werden können.

Zu Punkt 1: Wie in jedem Organ kann auch im Schilddrüsenrest zu jeder Zeit eine *maligne Entartung* eintreten.

Huber hat errechnet, daß dies nach *vermeintlich gutartigen Strumen in 0,27% und nach tatsächlich gutartigen Strumen in 0,08% der Fälle eintritt.* Somit ist die Wahrscheinlichkeit der Krebsentwicklung im belassenen Drüsenrest sehr gering und dürfte auch kleiner sein, als die Möglichkeit der Carcinomentstehung in nicht operierten Strumen. Hier allerdings verläßliche Zahlen zum Vergleich zu erheben, ist nach de Quervain, und Huber fast unmöglich. *Es dürfte aber der Strumektomie, besonders von Knotenkröpfen, ein gewisser Wert als Krebsprophylaxe nicht abzusprechen sein.*

Andererseits halten aber Klose und Hellwig es für möglich, daß das Operationstrauma bei der Resektion einer gutartigen Struma ein malignes Wachstum auslösen kann. Huber nimmt auch zu dieser Auffassung Stellung und ist der Ansicht, daß zwar eine potentielle schlummernde Malignität dabei entfesselt werden kann, ansonsten aber eine solche Möglichkeit auf Grund vieltausendfacher Erfahrung bei Strumektomien nicht gegeben ist. Daß aber andererseits durch eine funktionell nicht indizierte oder technisch zu radikal durchgeführte Reduktion von Schilddrüsenparenchym es zu einer Proliferationstendenz kommen kann, die sich bis zum aggresiven Wachstum steigert, wäre denkbar. Ein rasches Recidivwachstum nach technisch richtig ausgeführter Strumektomie muß jedenfalls immer den Verdacht auf Malignität aufkommen lassen; besonders dann, wenn die histologische Eigenart der Erststruma aus dem Rahmen fällt und Befunde wie „papilläre Struktur, trabeculäre, foetale, unreife, nebennierenrindenartige Adenome, beginnende Kapselinvasion usw.“ vorliegen. Die Schwierigkeiten, denen der Pathologe dabei gegenübersteht, können nur dann verkleinert werden, wenn der Kliniker nicht nur das Präparat zur histologischen Befundung einschickt, sondern auch dazu wichtige anamnestische Unterlagen gibt. Daß Solitäradenomen eine besondere Bedeutung in Richtung Malignität zukommt, haben amerikanische Autoren behauptet und auch Kemminger konnte zeigen, daß tatsächlich Solitäradenome doppelt so häufig malignen Charakter aufweisen, wie Strumen mit multiplen Knoten.

Aus der *Größe des Intervalles zwischen der Erstoperation und dem Auftreten eines Recidivs* Schlüsse auf eine Malignität zu ziehen, ist nicht immer möglich. Einerseits kann ein Recidiv gutartiger Natur, z. B. bei jugendlichen Patienten, rasch auftreten, andererseits gibt es auch sehr langsam wachsende Formen maligner Strumen, die erst relativ spät in Erscheinung treten. Daß auch maligne Strumen in Form gutartigen Gewebes recidivieren können, wurde beobachtet (Epple, Huber). Dies ist damit zu erklären, daß bei der notwendigen radikalen Beseitigung allen bösartigen Gewebes in kleinen zurückgebliebenen gutartigen Schilddrüsenresten aus funktionellen Gründen eine besonders große Proliferationstendenz besteht. Bei einer z. B. sechsmal operierten Patientin mit einer malignen Struma ergab die histologische Untersuchung nach der dritten und fünften Nachresektion kein bösartiges Gewebe.

Daß man bei einem malignen Strumarecidiv nicht resignieren soll, sondern sich der Versuch einer radikalen Exstirpation und Röntgennachbestrahlung lohnt, ergibt sich daraus, daß im Krankengut Hubers ungefähr ein Drittel der Nachoperierten mehr als fünf Jahre überlebten.

E. Fragliche Recidive und Kontraindikationen zur Recidivoperation

Diese Frage wurde schon teilweise bei der Behandlung der Indikationsprobleme berührt. Es ist aber vielleicht noch interessant, die 189 stationären Aufnahmen, die zur Klärung, ob eine Nachoperation angezeigt sei, durchuntersucht wurden und bei denen doch nicht operiert wurde, näher zu analysieren. Dabei ergab sich folgende Aufgliederung:

1. *59 Patienten, daß sind 31,2% davon, hatten zwar ein Recidiv, das aber seiner Größe und Lage nach noch nicht eine Recidivoperation notwendig machte.* Auch funktionelle Kontraindikationen, wie z. B. hypothyreote Recidive, fallen in diese Gruppe. 10 von diesen Patienten hatten übrigens schon eine einseitige Recurrenslaesion.

2. 44 Patienten, das sind 23,3%, wurden wegen sehr verschiedenartiger Beschwerden, die *den Verdacht eines Recidivwachstums* aufkommen ließen, zur Durchuntersuchung aufgenommen. Die genaue *klinische Beobachtung konnte diesen Verdacht nicht bestätigen,* so daß eine Operation nicht in Betracht gezogen wurde.

Die Angaben der Patienten über ein lästiges *Druckgefühl, Würgegefühl, Atemnot, Herzbeschwerden, Nervosität, Schluckbeschwerden, Kopfschmerzen, Gewichtszunahme, Gewichtsabnahme, Schlaflosigkeit, Heiserkeit usw.,* waren teilweise so komplexer Natur, daß eine Aufgliederung nicht möglich ist.

Kropfoperierte können natürlich einige Zeit nach dem Eingriff Beschwerden haben, wie sie eben angeführt wurden; diese geben sich aber im allgemeinen innerhalb von 2 bis 3 Monaten, so daß während dieses Zeitraumes diese Beschwerden zwar behandelt werden müssen, jedoch kein Zeichen dafür sind, daß eine ernstliche organische Störung vorliegt. Treten aber solche Sensationen nach diesem Zeitpunkt wieder auf oder sind sie durch keinerlei Behandlung zum Verschwinden zu bringen, so ist es unsere Pflicht, mit allem klinischen Rüstzeug der Sache nachzugehen. Es wäre falsch, diese Patienten nach einem Abtasten des Halses mit den beruhigenden Worten „es wäre nichts zu tasten und somit seien die Beschwerden belanglos" fortzuschicken. Natürlich gibt es nach Strumektomien — wie nach jeder anderen Operation — reine Neurotiker, denen man tatsächlich schwer helfen kann. Der Großteil ist aber absolut ernst zu nehmen. Auch hier ist wieder die Zusammenarbeit mit dem Internisten, dem Neurologen, dem Laryngologen usw. notwendig. Herz- und Kreislaufschäden, Hypertonien, Affektionen der oberen und tieferen Luftwege usw. sind Leiden, deren subjektive Auswirkungen *von den Patienten besonders gerne in das Gebiet des Halses verlegt werden und somit dem Patienten zumindest das Gefühl geben, daß wieder etwas nachgewachsen wäre.*

3. Zu diesem eben genannten Patientenkreis kommen noch 12 Fälle, bei denen man eine *schwere Cardiopathie* wohl überwiegend für die Beschwerden verantwortlich machen mußte, obwohl ein kleines Recidiv vorhanden war. Hier ist die Entscheidung, welchen Anteil das Recidiv hat, und wie weit die cardiale Dekompensation durch dieses Recidiv mitbedingt ist, oft schwierig. Daß bei toxischen Recidiven nach FELLINGER-JAGIC die Beseitigung desselben für das Herz absolut bedeutungsvoll ist, haben wir schon erwähnt. Es ergibt sich daraus, daß solche Patienten nicht mit einer einzigen Durchuntersuchung bzw. internen Behandlung als für den Chirurgen abgeschlossene Fälle gelten dürfen, sondern daß wiederholte Absprachen zwischen Chirurgen und Internisten doch hier für den Patienten den besten Weg zeigen können. Die Situation, daß der cardiale Zustand so schlecht ist, daß eine Operation unmöglich erscheint, ist heute sehr selten geworden. Wir haben auch solche stationäre Beobachtungen zu verzeichnen, die dann zur Vorbereitung dem Internisten übergeben oder vorläufig in häusliche Pflege entlassen wurden (diese Patienten sind unter Punkt 9 erfaßt). Mit ganz wenigen Ausnahmen konnten nach entsprechend langer Vorbereitung, zwar unter erhöhtem Risiko, die einmal notwendigen Recidivoperationen mit Erfolg durchgeführt werden.

4. Bei 6 Patienten ergab sich, daß die Beschwerden nicht durch eine Recidivstruma, sondern eine *Lungentuberkulose, Pleuritis oder ein Bronchuscarcinom bedingt waren.*

5. In der Krankengeschichte von weiteren 11 Patienten ist ausdrücklich vermerkt, daß es sich um eine vom Neurologen festgestellte *vegetative Dystonie, Vasoneurose, klimakterische Neurose* usw. gehandelt hat.

6. Eine sehr wichtige Gruppe setzt sich aus Patienten zusammen, die ein *operationsbedürftiges Recidiv aufwiesen und die aus Angst vor einer einseitigen, vor allem aber vor einer doppelseitigen Recurrenslaesion mit all ihren Folgen, die Operation ablehnten.* Daß diese Angst nicht unbegründet ist, wird im Kapitel Operationstechnik (Seite 40) ausführlich behandelt. Von diesen insgesamt 12 Patienten hatten schon 6 eine einseitige Stimmbandlähmung.

7. 11 Patienten, die mit mehr oder weniger heftiger Atemnot aufgenommen wurden, hatten kein oder nur ein geringfügiges Recidiv; als *Grund der Atemnot* wurde bei 9 Fällen davon eine *doppelseitige Recurrenslähmung und somit eine Larynxstenose* gefunden. Hier konnte nur die Tracheotomie und eine eventuell nachfolgende Laterofixation eines Stimmbandes helfen. Bei den restlichen 2 Patientinnen war die Stimmbandfunktion nur einseitig geschädigt, jedoch bestand gleichzeitig eine Laryngitis und Tracheitis, so daß sich auch die partielle Larynxstenose stark bemerkbar machte. Alleinige Entzündung der oberen Luftwege brachten 2 weitere Patienten unter den Verdacht der Recidivstruma zur Aufnahme.

8. Narbenstörungen, wie Fisteln, Ligaturabszesse, Ligaturgranulome usw., verursachten bei 11 Patienten solche Beschwerden, daß ein Recidiv angenommen wurde. Granulome können auch noch nach langer Zeit in Erscheinung treten und es ist selbst bei der Operation oft schwierig festzustellen, ob hier ein Recidiv oder nur ein entsprechend großes Fadengranulom vorliegt.

9. Es bleibt noch eine Gruppe von 21 Patienten, die vor oder nach Recidivoperationen aufgenommen wurden. Es handelte sich hier um Behandlungen von Tetanien, Wundheilungsstörungen, Dekanülement usw.

Wir müssen uns bewußt sein, daß der operative Eingriff an der Schilddrüse eine große Anzahl von Reaktionen im Körper zur Folge hat, die früher oder später einem Teil der Patienten Beschwerden verursachen. Der Typus und das Schicksal des „Strumektomierten" wurden in einer Monographie von Leibovici und Dreyfuss ausführlich behandelt und wir wollen auf diese Arbeit besonders hinweisen. Für uns ist es vor allem wichtig, daß diese Vielfalt von Beschwerden irrtümlich einem neuerlichen Recidivwachstum zugeschoben werden kann, und daß es unsere Aufgabe ist, die Situation gewissenhaft zu klären und diese Gruppe von Patienten nicht als lästig abzutun, sondern entsprechend dazu Stellung zu nehmen.

Die Operationstechnik

Es läßt sich kaum in Prozentzahlen ausdrücken, inwieweit die vorangegangene Operationstechnik oder ob nur funktionelle pathologische Momente bei einer Recidivbildung eine Rolle spielten. Hat nun aber ein Patient das Unglück, ein Strumarecidiv zu bekommen, so muß gerade bei der Recidivoperation versucht werden, durch entsprechende Technik beiden Faktoren gerecht zu werden.

Im Prinzip stellt eine Recidivoperation den Operateur vor die gleichen Aufgaben wie eine Erstoperation; die Tatsache der Recidivbildung nach der Erstoperation rückt aber das Ziel, einen neuerlichen Rückfall zu verhüten, besonders in den Vordergrund. Wie bei einer Erstoperation muß hier unter technisch schwierigeren Umständen versucht werden, folgende Forderungen zu erfüllen:

1. Beseitigung aller die Trachea und die anderen Halsorgane beeinträchtigenden Strumaanteile;
2. Beseitigung alles überschüssigen Schilddrüsengewebes unter Berücksichtigung der funktionellen Momente (Euthyreoidie, Hyperthyreose usw.);
3. somit Schaffung von anatomischen und funktionellen Verhältnissen, die nach den heutigen Erfahrungen und Erkenntnissen ein erneutes Recidivwachstum verhindern.

Um diesen Forderungen gerecht zu werden, muß offen ausgesprochen werden, daß die *Operation eines Strumarecidivs nur von Chirurgen ausgeführt werden soll, die Erfahrungen in der Strumachirurgie besitzen.* Abgesehen von den vielen Komplikationsmöglichkeiten, denen schon gewiegte Operateure in einem gewissen Prozentsatz nicht entgehen können, besteht nach Eintritt eines solchen Ereignisses, wie z. B. einer Blutung oder einer Recurrensschädigung, bei Unerfahrenen doch eher die Tendenz, die Operation so rasch wie möglich zu beenden, somit unradikal zu bleiben oder durch eine gewisse Nervosität noch mehr Schaden anzurichten. Bei der vorherigen Abschätzung, ob eine Recidivoperation einfach oder schwierig sein wird, kann man sich sehr täuschen und wir müssen uns vor jeder Recidivoperation auf alle Schwierigkeiten einstellen. Der Eigenart der topographischen Lage des Strumarecidivs entsprechend, kommt man bei dieser Operation mit zahlreichen Organen in Berührung, deren Verletzung nicht wiedergutzumachende Schäden — wenn nicht letale Folgen — nach sich ziehen kann. Es ist ungemein schwer, ein Schema des Vorgehens für die vielen nicht vorherzusehenden Situationen zu geben, so daß *nur ein vorsichtiges, sorgfältiges und bedachtes Operieren unter Berücksichtigung aller möglichen anatomischen Verlagerun-*

gen der Organe hier am Platze ist, wobei der Zeitfaktor überhaupt keine Rolle spielen darf.

Der Operateur steht hier oft vor sehr schwierigen Situationen und Entscheidungen, wie z. B.

a) Ist das Recidiv einseitig oder beidseitig?
b) Welche Seite beeinträchtigt die Trachea stärker?
c) Soll bei schon vorhandener Recurrenslaesion der einen Seite das gegenüberliegende Recidiv noch angegangen werden?
d) Soll tracheotomiert werden oder nicht usw.?

Diesen Entscheidungen darf nicht ausgewichen werden. Es gibt sicherlich ausgezeichnete Erfolgsstatistiken nach Recidivoperationen — mit z. B. niedrigen Prozentzahlen der Recurrenslaesionen (Demmer) usw. Es erhebt sich hier die Frage: wurden diese Recidive wirklich radikal operiert, so daß nach menschlicher Voraussicht und unter Mithilfe der Recidivprophylaxe keine weitere Operation mehr notwendig ist? Wurde der dorsale Anteil des Recidivs freigelegt — oder nur die ventrale Seite abgekappt? Oder wurde nur excochleiert, wie Saegesser dies in vielen Fällen befürwortet? Die Radikalität unter Belassung eines genügend großen Schilddrüsenrestes verlangt hier vom Chirurgen nicht nur technische Fähigkeiten, sondern viel Verantwortungsbewußtsein und Ehrlichkeit sich selbst gegenüber.

A. Die Anaesthesie

Es besteht heute zunehmend die Tendenz, die früher vielfach geübte Lokalanaesthesie bei Strumaoperationen durch die Allgemeinnarkose zu ersetzen. Schon 1922 fragt sich Dubs, ob man nicht mehr in Allgemeinnarkose operieren soll, weil sehr viele Patienten mit operationsbedürftigen Recidiven absolut nicht mehr zu einer neuerlichen Operation zu bewegen waren, da sie die erste Operation in allzu schlechter Erinnerung hatten. Er zitiert wörtlich: „Kropfmittel, Salben und Tränklein aus der Haus- und Kurpfuscherapotheke feiern hier recht eigentliche Triumphe ... der Kurpfuscher ist in diesen Fällen oft der präsumptive Nachfolger des Chirurgen!“

Was spricht bei der Strumaoperation überhaupt für oder gegen eine Allgemeinnarkose?

Nicht nur bei toxischen Strumen, sondern auch bei Kropfträgern im funktionellen Gleichgewicht besteht häufig eine so große psychische Labilität, daß der Eingriff in Lokalanaesthesie — auch wenn diese in bester Weise durchgeführt wird — doch so eine große nervliche Belastung ist, daß alle chirurgischen Stationen, von denen bekannt ist, daß dort Kropfoperationen in Narkose durchgeführt werden, überlaufen sind. Es gibt bestimmt Fälle, bei denen wegen schwerer Cardiopathie die Allgemeinnarkose womöglich vermieden werden soll und bei denen die Lokalanaesthesie weniger intra- oder postoperative Komplikationen von seiten des Herzens oder der Lunge erwarten läßt. Doch diese Fälle sind selten geworden. Wir vertreten daher die Ansicht, daß gerade die *Recidivstruma in Vollnarkose operiert werden soll.* Folgende spezielle Überlegungen beim Recidiv sind dafür anzuführen:

a) Wie schon erwähnt, sind Recidivträger entweder durch die Erinnerung an die vorangegangene Operation, aber auch durch das Recidivwachstum selbst im allgemeinen *psychisch sehr labil.*

b) Durch die *starke Narbenbildung* ist das Setzen der Lokalanaesthesie oft sehr erschwert und die Schmerzempfindung wird daher nur mangelhaft ausgeschaltet.

c) *Die Möglichkeit, bei Vollnarkose zu intubieren,* ist gerade bei Recidivstrumen, die im allgemeinen doch eine *stärkere Trachealeinengung* aufweisen, einer der größten Vorteile. Die dramatischen Zwischenfälle, die wir vor der Zeit der intratrachealen Narkose erleben mußten, bei denen entweder die Trachea nur sehr schwer freizulegen war, oder bei denen infolge Verziehung und Einengung der Luftröhre beim Hervorwälzen der Seitenlappen ein heftiger Stridor mit Zyanose usw. auftrat, wobei oft nur die rasche Tracheotomie helfen konnte, sind damit ausgeschaltet. Das gleiche gilt für die Patienten mit mehr oder weniger ausgeprägter Tracheomalazie, einer Komplikation, die, wenn sie auftritt, vor allem bei Recidivstrumen vorliegt. Auch in Fällen, bei denen man primär glaubt, ohne Intubation auszukommen, kann bei der Allgemeinnarkose immer noch rasch intubiert werden, wenn sich die Notwendigkeit dazu ergeben sollte.

d) *Die Luftembolie,* eine Gefahr, die bei Recidivstrumen mit ihrem oft anatomisch unübersichtlichen Operationsfeld besonders groß ist, kann gerade beim intubierten Patienten durch die jederzeit vorhandene Möglichkeit, im Venensystem einen gewissen Überdruck zu erzeugen, bekämpft werden. KEMMINGER und MAAGER haben vor kurzem über Versuche berichtet, durch die experimentell bestätigt wurde, daß der durch die Intubationsnarkose ermöglichte Überdruck im Venensystem eine Luftembolie verhüten bzw. eingedrungene Luft wieder herauspressen kann; allerdings dürfte dieser Überdruck nicht länger als 2 Minuten aufrechterhalten werden, da es sonst zu starkem Druckabfall im arteriellen Kreislaufsystem komme.

Besonders am Ende jeder Strumektomie wird vom Anaesthesisten während der Inspektion des Wundgebietes Überdruck gegeben, und der Operateur kann sich durch keine andere Methode besser davon überzeugen, ob alle Venen ligiert sind. Auch die Gefahr der venösen

Nachblutungen und der Spätluftembolie wird dadurch wesentlich verringert.

Von Anhängern der Lokalanaesthesie wird vor allem als Vorteil die Möglichkeit der *Stimmprüfung während der Operation* hervorgehoben. Dazu hat KASPAR schon Stellung genommen und berichtet, daß bei den Recidivpatienten, die an seiner Abteilung zur Aufnahme kamen und die, wie er feststellen konnte, bei der Erstoperation in anderen Krankenhäusern in Lokalanaesthesie operiert wurden, schon vor der Recidivoperation bei 23% Recurrensschädigungen gefunden wurden. Nachdem die Zahl der Recurrenslaesionen an seiner Abteilung, an der grundsätzlich in Vollnarkose operiert wurde, wesentlich niedriger ist, glaubt er mit Recht sagen zu können, daß die Lokalanaesthesie bei der Verhütung von Recurrensschädigungen nichts Entscheidendes leisten kann und daß es letzten Endes daher doch auf die Operationstechnik ankomme. Auch wir schließen uns dieser Auffassung an und es hat sich gezeigt, daß es bei entsprechender Übung *auch in Vollnarkose in den kritischen Phasen der Operation möglich ist, den Patienten so oberflächlich zu halten, daß er einerseits auf Anruf reagiert und phonieren kann, andererseits doch eine vollständige retrograde Amnesie hat.* Dazu ist eine entsprechende suggestive Beeinflussung der Patienten vor Beginn der Narkose günstig, indem man ihnen einprägt, daß sie während der Narkose z. B. „Anna oder Ida" sagen müssen. Ist der Patient nicht zum Sprechen zu bringen, oder wird in Intubation operiert, so empfiehlt BERGMANN während der Operation mit dem Laryngoskop die Funktion der Stimmbänder zu prüfen.

In der Praxis muß aber prinzipiell — also entweder bei selbständiger Phonation oder oberflächlicher Narkose, oder bei direkter Stimmbandprüfung mit dem Laryngoskop — betont werden, daß alle Methoden nicht unbedingt verläßlich sind. Nach einer einseitigen Recurrenslaesion kann die Sprechstimme unverändert klingen, nach einer doppelseitigen ist dies sogar die Regel (WESSELY). Andererseits variiert die Stimmbandfunktion in Vollnarkose oft sehr weitgehend; Störungen der Stimmbandinnervation treten nach RETHI z. B. bei oberflächlicher Narkose anders in Erscheinung als in tiefer Narkose. Daher ist die direkte Betrachtung mit dem Laryngoskop in Narkose ohne aktive Phonation auch unverläßlich. Man tut daher gut daran, auch bei vermutlich einwandfreier Stimmbandfunktion weiter so vorsichtig zu operieren, wie vor der Prüfung derselben.

Ein weiterer Vorteil der Vollnarkose, und hier ganz besonders der Intubation, muß noch hervorgehoben werden: daß man nämlich während und am Ende der Recidivoperation in Ruhe und gründlich das Bronchialsystem, die Trachea, den Larynx und die Mundhöhle absaugen und von dem immer vorhandenen Schleim befreien kann. Gerade die Strumektomierten, die durch die nicht zu umgehende Zerrung, Zerreißung oder Durchtrennung der Halsmuskulatur, durch die Alteration der Trachea und des oberen Mediastinums anfänglich sehr schwer aushusten können, sind durch Lungenkomplikationen gefährdet und die *prophylaktische Absaugung wirkt sich hier sehr günstig aus* und soll vor Beendigung der Narkose in jedem Fall durchgeführt werden. Die von Urban noch sehr gefürchteten Lungenkomplikationen spielen in unserem Krankengut eigentlich keine nennenswerte Rolle mehr.

B. Der Hautschnitt

Dieser ist im allgemeinen durch die alte Narbe vorgezeichnet; man wird diese ovalär umschneiden, wobei wir hier auf die möglichst breite, also im gesunden Gewebe ausgeführte Excision besonders achten. Narben nach Recidivoperationen entarten leicht keloid und wir glauben mit L. Antoine, daß eben die breite Ausschneidung der Narbe dies verhindern kann. Eine gewisse Vorsicht dabei ist zu beachten, weil man bei dieser Art von Excision natürlich leichter eine subkutane Vene verletzen und somit eine Luftembolie verursachen kann, obwohl bei dem vielen Narbengewebe in diesem Bereich die Venen meist in größerer Ausdehnung verödet sind. Ist die vorliegende Narbe unsymmetrisch, soll man versuchen, durch eine symmetrische Schnittführung unter möglichst vollständiger Mitnahme der alten Narbe ein besseres kosmetisches Resultat zu erzielen. Oft findet man sogenannte U-Schnitte, wie sie früher üblich waren, die bis zum Kieferwinkel reichen. Hier soll wohl am besten nur ein Teil dieser Narbe symmetrisch excidiert werden. Andererseits gibt es wieder Narben, die tief über dem Sternum oder den Sternoclaviculargelenken liegen und fast unsichtbar geworden sind. Hier ist es besser, einen neuen Kocherschen Kragenschnitt an typischer Stelle anzulegen und die kosmetisch günstige Narbe zu belassen; denn Haut- und Narbenexcisionen über dem Sternum entarten besonders leicht in Form eines sehr störenden und manchmal auch schmerzhaften Keloids (Arzt und Fuhs, Travinsky, Hallopeau u. a.).

Bei reinen Lobus-pyramidalis-Recidiven findet man manchmal eine Hautfalte über dem hochgelegenen Knoten und es ist in einem solchen Fall besser, falls die alte Narbe kosmetisch gut ist, diese zu belassen und den Hautschnitt zur Lobus-pyramidalis-Exstirpation, der diesmal natürlich kleiner sein kann, direkt über dem Lobusrecidiv anzulegen. Manchmal haben wir dabei freilich erlebt, daß diese

Narbe in sehr störender Weise am Kehlkopf adhärent wurde (HUBER). Man muß also trachten, diesen Schnitt nicht direkt über dem Schildknorpel, sondern etwas höher anzulegen. Ist die alte Narbe kosmetisch ungünstig, so exstirpieren wir auch beim reinen Lobus-pyramidalis-Recidiv dieselbe und können ohne große Schwierigkeiten den Knoten von diesem tiefer gelegenen Schnitt aus freilegen; diese Methode ist unbedingt auch dann anzuraten, wenn man nicht sicher ist, ob wirklich nur ein reines Lobus-pyramidalis-Recidiv vorliegt.

Grundsätzlich ist also zum Hautschnitt zu sagen, daß dem verständlichen Wunsch der Patienten nach einem möglichst guten Resultat auch bei Recidivoperationen entsprochen werden soll, wobei allerdings immer ein genügend breiter und übersichtlicher Zugang zum Recidiv gewährleistet sein muß.

C. Das Freilegen des Recidivs

Durch das Hinaufklappen des Hautlappens bis etwa in Höhe des Kehlkopfes — dieser Akt gelingt meist nur in scharfer Präparation, wobei das Platysma und die stets narbig veränderte Fascie mit der Cutis vereint bleiben sollen — wird die vordere Halsmuskulatur freigelegt. Die Vernarbung derselben kann recht unterschiedlich sein. Man wird versuchen, die Muskulatur soweit als möglich zu schonen, wobei jedoch der gute Zugang zum Recidiv die Rücksicht auf die Muskulatur in den Hintergrund treten läßt. Die Erfahrung hat auch gezeigt, daß sowohl funktionell als auch kosmetisch später kaum Unterschiede festzustellen sind, ob die Muskeln gut erhalten blieben oder beim Freilegen des Recidivs stark beschädigt werden mußten. Natürlich gibt es Berufe, bei denen die Funktion der Halsmuskulatur besonders wichtig ist, wie z. B. bei Sängern. KECHT fordert mit Recht, daß man in solchen Fällen besondere Rücksicht in dieser Richtung nehmen soll.

Als allererstes nach diesem Akt wird man versuchen zu entscheiden, ob ein echtes oder vikariierendes Recidiv vorliegt. Findet man zumindest auf einer Seite ein vikariierendes Recidiv, so bedeutet dies für das weitere Vorgehen eine erhebliche Erleichterung, da die Komplikationsmöglichkeiten in solchen Fällen wesentlich geringer werden.

Als nächster Akt kommt die *Freilegung der Trachea*: dies kann durch derbe Narbenplatten sehr erschwert sein. Schon allein die Lokalisierung der Trachea ist palpatorisch gelegentlich unmöglich. Nicht nur Narben, sondern auch Strumagewebe — sogenannte Isthmusrecidive — liegen davor, wobei man immer wieder die Beobachtung macht, daß trotz einwandfreier Durchtrennung und Resektion des Isthmus bei der ersten Operation, auch hier wieder eine richtige Strumagewebsbrücke entstanden ist. Wenn das Auffinden der Trachea auf Schwierigkeiten stößt, so ist es günstig, sich den Kehlkopf zu lokalisieren — ein eventuelles Lobus-pyramidalis-Recidiv wird zuerst exstirpiert — und nun kann man unter Berücksichtigung des a. p. Röntgenbildes vom Schild- bzw. Ringknorpel aus nach unten schrittweise die Trachea verfolgen und freilegen. Sollten dabei einmal Trachealringe verletzt oder die Trachea eröffnet werden, ist dies nicht allzu tragisch; solche Laesionen werden mit Pehafilknopfnähten verschlossen, ohne daß dadurch weitere Komplikationen entstehen müssen. Wir geben solchen Patienten zum Schutz gegen Infektion des Wundgebietes postoperativ für einige Tage Antibiotika. Die vordere Trachealwand soll genügend breit freiliegen, zumindestens aber in einer Ausdehnung von mehr als einem Drittel der ganzen Zirkumferenz ausgeschält werden. Die primäre Freilegung der Trachea hat den Vorteil, daß dadurch die Lage und Größe des Recidivs — vor allem die Lage des unteren Poles — besser beurteilt werden kann, Faktoren, die die Entwicklung der Seitenlappen erleichtern und dadurch auch die Recurrensgefährdung verringern. Sollte aus irgendeinem Grund die Freilegung der Trachea zu Beginn der Operation nicht möglich sein, so muß aber zumindest am Ende des Eingriffs dieselbe frei liegen. Nur so kann beurteilt werden, ob man die richtigen Schilddrüsenanteile im richtigen Ausmaß entfernt hat.

Beim doppelseitigen Recidiv entsteht nun die Frage, welche Seite zuerst angegangen werden soll:

Ist die Motilität beider Stimmbänder intakt, so wird man im allgemeinen versuchen, zuerst die Seite zu entwickeln, die die größere Trachealeinengung oder Verdrängung verursacht. Liegt aber nach dem Röntgenbild auf der stärker alterierenden Seite noch ein retrotrachealer oder retroviszeraler Knoten vor, so kann die Entwicklung dieser Recidivteile besonders schwierig sein. Es ist in solchen Fällen manchmal besser, die Seite zuerst anzugehen und zu entwickeln, die röntgenologisch keinen retrotrachealen Anteil aufweist, um somit für die Freilegung und das Hervorziehen der schwierigeren Seite Platz zu schaffen. Es kann dabei allerdings geschehen, daß auf der technisch leichteren Seite der Recurrens geschädigt wird, und man dann vor der unbedingten Notwendigkeit steht, die andere, noch schwierigere Seite mit dem retrovisceralen Anteil zu entwickeln. Vor solchen Situationen ist man bei Recidivoperationen nicht gefeit.

Liegt eine einseitige Recurrensschädigung bereits vor und ist das Recidiv beiderseits entwickelt und beeinträchtigt die Halsorgane auf beiden Seiten, so wird man zuerst die Seite resezieren, auf der der Recurrens bereits geschädigt ist. Man sieht dann, ob es aus mechanischen oder eventuell auch aus funktionellen Gründen notwendig ist, auch die zweite Seite zu resezieren und hat in diesem Fall für das schwierigere und gefährlichere Operieren der anderen Seite besser übersichtliche Verhältnisse. Mancher Chirurg wird in solchen Fällen der Auffassung sein, daß die Gefahr einer beiderseitigen Recurrenslaesion das Angehen der Seite, auf der der Recurrens noch intakt ist und die Trachea nicht allzusehr alteriert ist, verbietet, oder daß höchstens eine Excochleation der drückenden Knoten erlaubt ist. Dem weniger Erfahrenen muß man unbedingt empfehlen, den Rat SAEGESSERS zu befolgen und in Grenzfällen die zweite Seite in Ruhe zu lassen oder nur zu excochleieren. Es darf allerdings nicht verschwiegen werden, daß man auch bei der Excochleation den Recurrens lädieren kann. Hier ein Schema aufzustellen und für jeden Fall Richtlinien zu geben, ist unmöglich. Die lokale Situation, das Alter des Patienten, der Grad der beeinträchtigenden Stenose und vor allem das Verantwortungsbewußtsein und die Selbstkritik des Operateurs müssen hier den Weg zeigen. *Wer sich zum Belassen eines größeren Recidivs entschließt, muß sich klar darüber sein, daß er damit das Problem der Entfernung desselben nur hinausschiebt und die endgültige Lösung in der Regel einem anderen Chirurgen aufbürdet.* Natürlich wird es immer wieder Patienten geben, bei denen man wirklich auf einer Seite auf die radikale Freilegung verzichten kann und muß und nur die Excochleation vornimmt. Nur darf diese Tendenz nicht die Regel werden!

Liegt ein einseitiges Recidiv vor und ist gerade der Recurrens der anderen Seite geschädigt und hat man weiters unter Berücksichtigung aller klinischen und sozialen Momente die Indikation zur Operation gestellt, so muß der Operateur mit allem Können und aller Vorsicht dieses Recidiv angehen und lege artis resezieren. Hier nur die Kapsel zu spalten und zu excochleieren, die dorsalen Seiten des Recidivs überhaupt nicht zu berühren, heißt nur der Verantwortung ausweichen. Wir sind überzeugt, daß ein Großteil dieser Patienten sehr bald wieder vor der Notwendigkeit steht, sich operieren zu lassen und die Gefahr der doppelseitigen Reccurensschädigung ist dann nicht geringer, sondern größer geworden, da auch durch den nicht radikalen Eingriff noch neuerliche Narbenbildungen dazugekommen sind.

Zur *allgemeinen Präparation* gelten folgende Hinweise: Ist die Muskulatur an der Vorderseite der Seitenlappen stark vernarbt und gelingt es nicht, beim Abpräparieren von medial her auf eine kontinuierliche Kapselschicht zu stoßen, so soll man versuchen, weiter lateral, etwa am vorderen Rand des Musculus sternocleido-mastoideus, in die Tiefe zu gehen, eine Methode, die auch DE QUERVAIN, und

Kreiner empfohlen haben. Hier ist die Narbenbildung meist nicht so ausgeprägt und man gelangt leichter in eine lockere Gewebsschichte. Die großen Halsgefäße — die *Arteria carotis communis* und die *Vena jugularis interna* — sind bei Recidivstrumen häufig nach vorne gedrängt. Dies ist vor allem bei den Recidiven zu erwarten, die sich mehr nach vertebral, retrotracheal oder retrovisceral, also dorsal dieser Gefäße ausgebildet haben. Die Pulsation der Arteria carotis communis ist zwar meist noch sicht- und tastbar und bei entsprechender Vorsicht gelingt es, dieses Gefäß zu erkennen und abzupräparieren. Sollte es dabei unglücklicherweise zu einer Laesion der Arterie kommen, so ist die Gefäßnaht ohne große Schwierigkeiten möglich. Die Unterbindung der Arteria carotis communis kann bei jüngeren Patienten ohne Folgen bleiben, nach Urban tritt aber in 30 bis 50% der Fälle eine Erweichung der entsprechenden Gehirngebiete ein, so daß wir also die Ligatur dieses Gefäßes nur im äußersten Notfall durchführen würden. Im eigenen Krankengut waren wir zu dieser Unterbindung noch in keinem Fall gezwungen.

Die Vena jugularis interna wird in dem Narbengewebe meist flach gedrückt und ist an diesen Stellen daher blutleer, so daß sie besonders leicht übersehen und verletzt werden kann. An diese Möglichkeit ist besonders vor dem Fassen der Seitenlappen mit der Museuxschen Zange zu achten! Gelingt es nur schwer, dieses Gefäß aus dem Narbengewebe zu befreien, so ist die Resektion nach Unterbindung distal und proximal des Recidivs zur Erleichterung der weiteren Präparation und vor allem auch zur Verhütung einer Luftembolie zu empfehlen. Wir haben noch in keinem Fall Schäden nach der einseitigen Unterbindung der Vena jugularis interna gesehen, obwohl solche von Creysel-Douillet (zit. nach Urban) beschrieben wurden. In den meisten Fällen gelingt es allerdings, auch dieses Gefäß nach lateral abzuschieben. Eine doppelseitige Jugularisligatur ist aber unbedingt zu vermeiden.

Schritt für Schritt werden nun die verschiedenen Gewebsschichten abgeschoben; die Präparation soll bei jeder Gewebsschichte möglichst weit ventral beginnen, das heißt, wir versuchen mit dem Skalpell die jeweilige Gewebsschichte am Übergang von den vorderen zu den seitlichen Teilen des Recidivs zu durchtrennen. Während man mit der Museuxschen Zange am Lappen vorsichtig zieht, werden die einzelnen Schichten mit der Pinzette abgehoben, um sie dann, wenn möglich, stumpf mit der Schere, oder noch besser mit dem Finger nach lateral und dorsal abzuschieben. Wie wir im Kapitel Recurrensschädigungen ausführen, stellt die *Recidivfreilegung den Operateur in jedem Moment vor die Gefahr und Möglichkeit, den Nervus recurrens zu verletzen.* Wie Schönbauer und Priesching zeigen konnten, gibt es entweder durch die Verlagerung des Recurrens bei der Erstoperation, oder durch eine Verlagerung aus der Vielfalt des Recidivwachstums so viele Möglichkeiten des atypischen Verlaufes dieses Nerven, daß nur die ständige Bedachtnahme die Gefahr der Laesion dieses Nerven einigermaßen verringern kann. *Prädilektionsstellen der atypischen Lage* sind unserer Erfahrung nach: der untere Pol, das heißt der Nervus recurrens ist an dieser Stelle nach vorne und median verzogen; der obere Pol, das heißt, der Nervus recurrens ist ganz — oder wenn er schon in kleinere Äste aufgefasert ist — mit einem Ast nach vorne gezogen oder verzogen, und die Gebiete der lateralen Kapsel. Gerade an diesen eben genannten Stellen müssen wir die Methode des vorsichtigen Abschiebens aller Gewebsschichten besonders beachten. Ist das Recidiv in den vorderen und lateralen Partien freigelegt, muß noch der obere und untere Pol vollständig entwickelt werden. Da es, wie schon erwähnt, hier keine Regel gibt, ist man oft gezwungen, bald da, bald dort sich wie an einen malignen Tumor heranzuarbeiten, meist unter Verzicht auf einen „schönen typischen Eingriff". Sind beide Pole freigelegt, so ist noch der dorsale Anteil des Recidivs zumindest so weit zu mobilisieren, daß er abgetastet werden kann, um keine nach rückwärts ausladende Anteile zu übersehen. Aber auch hier darf die Rücksichtnahme auf den Nervus recurrens nie außer acht gelassen werden. Besondere Vorsicht muß man auch beim seitlichen Wegziehen der abpräparierten Gewebsschichten und der großen Halsgefäße mit dem Wundhaken walten lassen: erstens kann dadurch der Nervus recurrens gezerrt und zweites soll die Arteria carotis communis nicht — oder zumindest nicht auf längere Zeit — gedrückt oder gedrosselt werden.

Bei der Freilegung des Raumes zwischen den großen Halsgefäßen und dem Oesophagus bzw. der Trachea stößt man auf die *Arteria thyreoidea inferior.* Diese kann, wie im Kapitel Recurrensschädigung (Seite 59) näher ausgeführt, manchmal sehr weit vorne in die Kapsel einmünden, spannt sich daher quer zwischen der Carotis und der Struma nach vorne aus und ist in vielen Fällen relativ leicht darzustellen. Auch dieser Akt, also die *Darstellung der Arteria thyreoidea inferior* — wenn diese nicht schon bei der Erstoperation unterbunden wurde —, *gehört zur Radikalität einer Recidivoperation, denn nur dann ist man sicher, die rückwärtigen Teile des Recidivs mobilisiert zu haben.* Es ist bei den Patienten, bei denen dieses Gefäß sehr weit vorne in die Kapsel einmündet und daher ausgespannt erscheint, manchmal notwendig, dieses zu unterbinden und zu durchtrennen, um den Seitenlappen nach vorne wälzen zu können. Dabei müssen wir aber mit der Möglichkeit rechnen, daß der Nervus recurrens vor der Arterie verläuft und — wie wir noch näher ausführen werden —

durch das Anspannen der Arterie ebenfalls gezerrt oder zerrissen werden kann.

Soll man bei einem Recidiv die Arteria thyreoidea inferior ligieren oder nicht? Diese Frage wird auch heute noch stark diskutiert — und zwar nicht nur im Zusamemnhang mit Recidivoperationen, sondern auch bei Erststrumektomien. Uns erscheint aber gerade im Hinblick auf die Operationstechnik bei Redicivstrumen dieses Problem besonders aktuell. Die Befürworter der Inferiorligatur wie Pettenkofer, Hotz und Enderlen, Lahey, Huber, Richard, Fritzsche, Fischer, Saegesser, Kreiner und andere glauben, daß man dies im Interesse der Recidivverhütung tun soll und zwar soll mit der Resektion des überschüssigen Gewebes auch gleichzeitig die Blutzufuhr gedrosselt werden. (Überdies ermöglicht die Inferiorligatur ein blutsparendes und übersichtliches Operieren, ein Faktor, der bei großen Strumen nicht unerheblich ist!) Da ja bekanntlich die Recidive oft erst nach Jahrzehnten auftreten können, ist es nicht leicht, die Richtigkeit der Annahme, daß Patienten mit Inferiorligatur weniger zum Recidiv neigen, statistisch zu untersuchen. Fischer berichtet an Hand eines Krankengutes von 20.000 Strumektomien über einen Beobachtungszeitraum von etwa 30 Jahren folgendes: Im Krankenhaus Nymphenburg-München wurde entgegen der sonstigen Gepflogenheit der Ligatur aller vier Hauptarterien während einiger Jahre nach dem ersten Weltkrieg die Inferior nicht unterbunden. Es war somit eine Vergleichsmöglichkeit über die Recidivhäufigkeit gegeben. Und es zeigte sich tatsächlich ein starkes Überwiegen der Recidivhäufigkeit bei Patienten, bei denen keine radikale Blutdrosselung durch Inferiorligatur bestand. Ebenso betont derselbe Autor, daß z. B. bei einseitiger Inferiorligatur die Recidivbildung überwiegend die Seite betraf, auf der die Arterie unberührt war.

Auch wir konnten bei unseren Nachuntersuchungen operierter juveniler Strumen mit ihrer großen Recidivneigung feststellen (Steiner), daß die Ligatur sich eher recidivverhütend auswirkt und haben gerade hier die Inferiorligatur besonders empfohlen.

Wir stehen als Schüler Hubers auf dem Standpunkt, *daß zur Recidivverhütung auch schon bei Erstoperationen die Arteria thyreoidea inferior und natürlich besonders bei aufgetretenem Recidiv beiderseits ligiert werden soll.*

Nach Huber wird nur in folgenden Fällen davon Abstand genommen:

1. Bei schwachem Kaliber, wenn die Pulsation nicht leicht lokalisierbar ist,
2. bei atypischem, besonders bei steil von unten aufsteigendem Verlauf,

3. bei Hypothyreosen oder Neigung zu starker Gewichtszunahme,
4. bei Strumektomien während der Schwangerschaft (Tetaniegefahr!),
5. bei Tetanie oder vermindertem Kalkspiegel.

Zwischen den Befürwortern und den Gegnern der Inferiorligatur gibt es eine Gruppe Chirurgen, die die Inferiorligatur in bestimmten Fällen, wie bei Basedow beidseitig, sonst aber nur gelegentlich einseitig z. B. auf der größeren Seite durchführen (von Eiselsberg, Domanig, Kunz, Plenk, Wolff). *Die Gegner der Inferiorligatur* (Kocher, Kaspar, Madlener, Breitner, Capelle, Kopf, Clair, Fiedler u. a.) führen folgende Gefahren ins Treffen:

1. die Möglichkeit einer früher oder später auftretenden Unterfunktion des Schilddrüsenrestes,
2. eine erhöhte Gefahr der Recurrensverletzung,
3. eine erhöhte Tetaniegefahr.

Es wäre ein Irrtum zu glauben, daß diese Argumente einfach negiert werden könnten.

Zu Punkt 1: Die Gefahr der postoperativen Unterfunktion bei Patienten mit Inferiorligatur ist ein Problem, zu dem wir aus eigener Erfahrung Stellung nehmen können. Unter Berücksichtigung der oben angeführten Ausnahmen, bei denen wegen offensichtlich schon bestehender Hypothyreose oder Neigung zu einer solchen die Inferiorligatur a priori nicht durchgeführt wurde, ergab sich an der chirurgischen Abteilung des Kaiserin-Elisabeth-Spitals in Wien, daß — unter voller Billigung des Abteilungsvorstandes — ein Teil der Operateure die Inferior nicht ligiert und ein anderer Teil diese unterbunden hat. Die Beobachtung aller unserer Strumektomierten über einen Zeitraum von 8 bis 10 Jahren ergibt nun eindeutig, daß zwischen den Patienten, bei denen die Inferior ligiert und bei denen sie erhalten blieb, postoperativ absolut kein Unterschied festzustellen ist, daß also im Hinblick auf das Myxoedem die Patienten mit Inferiorligatur nicht mehr gefährdet waren als die anderen. Dabei ist zu betonen, daß das Krankengut sich teilweise aus Wien, aber auch zum Großteil aus den gebirgigen Bundesländern, das heißt aus reinen Endemiegebieten zusammensetzt und wir somit die Beobachtungen von Urban, und Kopf, die ihrem Krankengut entsprechend besonders das Myxoedem fürchten, nicht bestätigen können.

Um das Problem der Inferiorligatur noch objektiver zu untermauern, haben wir Untersuchungen über die postoperative Schilddrüsenfunktion mit Hilfe des radioaktiven Jod (J^{131}) durchgeführt (Steiner und Voelkel) (siehe Abb. 5). Hier wurden 37 Patienten vor und nach der Strumektomie etwa 8 Tage, dann 4 Wochen, 8 Wochen und 6 Monate post operationem nach der Methode von Jaffé und

Ottomann ausgetestet und sie mit 20 Normalfällen verglichen. Die Speicherteste ante operationem ergaben bei allen Strumatypen die aus

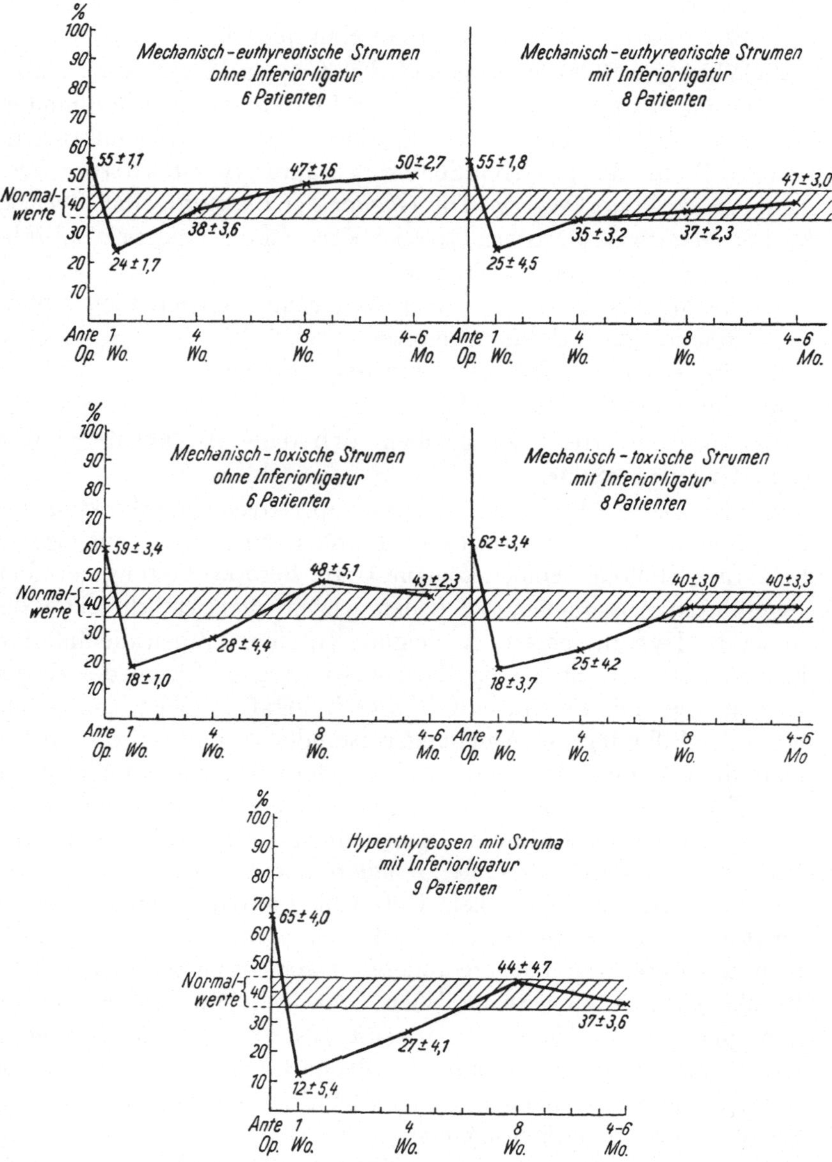

Abb. 5. Die postoperative Schilddrüsenfunktion (Radiojodtest). (Aus Steiner und Voelkel, Wien. Ztschr. f. inn. Med. *12*, 515).

der Literatur bekannten Werte, das heißt, die nichttoxischen Strumen speicherten weniger, die toxischen mehr. Wie aus den Kurven zu ersehen, zeigten unsere Untersuchungen, *daß bei euthyreoten, aber auch bei hyperthyreoten Strumen die Inferiorligatur keine funktionellen Nachteile, vor allem aber keine Unterfunktionstendenzen zur Folge hat.*

Wenn wir also in unserem Krankengut durch die Inferiorligatur keine Nachteile gesehen haben, so soll nicht bestritten werden, daß es hier sicherlich geographisch bedingte Unterschiede gibt, wie schon ENDERLEN, KOPF, KUNZ u. a. hervorgehoben haben und daß man daher regionär vielleicht mit der Inferiorligatur zurückhaltender sein muß. Im übrigen kann man das Problem der Blutdrosselung nicht isoliert behandeln, sondern muß dasselbe mit der Frage der Größe der zurückbleibenden Schilddrüsenreste verbinden. Auf diese Frage soll später eingegangen werden.

Zu Punkt 2: Daß durch die Inferiorligatur die Gefahr der Recurrenslaesion zunimmt, wird vielfach behauptet. Auch hier haben wir beim Vergleich der Ergebnisse an unserer Abteilung feststellen können, daß die Prozentzahlen der Recurrenslaesion bei den Operateuren, die die Inferior ligieren, und bei denen, die das Gefäß unberührt lassen, ungefähr gleich, bestimmt aber nicht zuungunsten der Inferiorligaturen verschoben waren. Wenn man sich an die von DE QUERVAIN, ENDERLEN und HOTZ empfohlene kapselferne Unterbindung knapp medial von der Carotis hält, so ist unseres Erachtens die Gefahr, den Nervus recurrens zu verletzen, nicht so groß, daß man deswegen die Inferiorligatur ablehnen könnte. Natürlich können die Verhältnisse gerade bei einer Recidivstruma wesentlich erschwert sein und außerdem kann ja dieses Gefäß auch schon bei der Erstoperation unterbunden worden sein. Wir halten uns hier im allgemeinen an die Regel: nur aufsuchen, wenn die Pulsation eindeutig zu tasten ist! *Bei außergewöhnlichem Verlauf oder bei anderen besonderen Schwierigkeiten darf man die Freilegung der Inferior nicht erzwingen, denn dann kommt es natürlich eher zu einer Laesion.* Dies haben wir ja schon bei den Kontraindikationen zur Inferiorligatur vorweggenommen. Kommt es manchmal bei der Präparation der Inferior zur Blutung, so hat sich die vorläufige Tamponade mit Perltüchern bewährt. Die Blutung wird dann meist so weit gestillt, daß man nach einigem Warten in Ruhe die weitere Freilegung und Unterbindung des Gefäßes durchführen kann. Manchmal ist es dabei günstig, die Unterbindung des Truncus thyreo-cervicalis oder der Arteria thyreoidea inferior knapp am Abgang aus dem Truncus durchzuführen. Vor mehr oder weniger blindem Zufassen mit Klemmen, um die Blutung zu stillen, möchten wir warnen!

Daß man vor dem Durchziehen des Fadens versuchen muß, die Gefäßwand — wenn auch nur auf einer kleinen Strecke — vollkommen vom umliegenden Gewebe zu befreien und nur unter guter Sicht und eventueller Stimmprüfung knüpft, ist eine Bedingung, die eben die Inferiorligatur für den Nervus recurrens nicht allzu riskant macht.

Zu Punkt 3: Auch die Frage, ob die Inferiorligatur leichter oder sogar grundsätzlich zu einer Durchblutungsstörung der Epithelkörperchen und somit zu einer Tetanie führt, wie es noch von EISELSBERG, KOCHER und CAPELLE angenommen wurde, müssen wir im allgemeinen negativ beantworten. Schon DE QUERVAIN, DELORE und ALAMARTINE konnten nachweisen, daß die Ligatur aller vier Hauptarterien für die Epithelkörperchen unschädlich ist. Diese werden nach dem Ausfall der Arteria thyreoidea superior und inferior durch die Arteria laryngica und die Rami tracheales et oesophagi (DELORE und ALAMARTINE) versorgt — Arterien, die auch dem Schilddrüsenrest genügend Blut zuführen. Wichtig ist aber dabei ebenso, daß die oberen Polgefäße kapselnahe (HESS) und die unteren Polgefäße kapselferne (DE QUERVAIN) unterbunden werden, um dabei die Epithelkörperchen nicht selbst zu beschädigen. Auch hier konnten wir an unserer Abteilung feststellen, daß die postoperative Tetanie bei den Patienten mit Inferiorligatur nicht häufiger auftrat, als bei denen, die noch die volle Durchblutung hatten. Daß bei schon bestehender Tetanie oder bei herabgesetztem Blut-Calciumspiegel bei der Recidivoperation die Inferiores nicht ligiert werden sollen, haben wir schon erwähnt. Hier kann sich bei den an sich schon geschädigten Epithelkörperchen die Ligatur der Arteria thyreoidea inferior doch schädlich auswirken, da wir hier annehmen müssen, daß die anderen Arterien, die, wie oben ausgeführt, die Versorgung der Epithelkörperchen übernommen haben, auch nicht mehr intakt sind.

Fassen wir also zusammen: *Nachdem wir auf Grund der Berichte der oben genannten Autoren und der eigenen Beobachtungen der Ansicht sind, daß die Inferiorligatur Wesentliches zur Recidivverhütung leistet, müssen wir also um so mehr bei schon aufgetretenem Recidiv die Ligatur dieser Gefäße empfehlen. Die Kontraindikationen wurden schon erwähnt und es soll nochmals betont werden, daß, der Situation der Recidivstrumen entsprechend, bei besonderer Verlagerung und starken Adhaesionen im Inferiorbereich die Freilegung nicht erzwungen werden darf.*

Ist das Recidiv entwickelt, die Inferior ligiert und die Trachea freigelegt, so beginnt die *Resektion der überschüssigen Gewebsteile.* Als Technik an sich hat sich uns die von URBAN angewandte Methode der Unterfahrung des rechten Lappens mit der linken Hand und des linken Lappens mit der rechten Hand bewährt, wobei der Zeigefinger die Struma leicht gegen das resezierende Messer drückt. Mit dieser Technik — wir verwenden sie auch bei den Erstoperationen —

gelingt es schonend, den Lappen unter Kontrolle des Tastgefühls und der Augen zu verkleinern. Gerade retrotracheale und retrooesophageale Knoten können dabei sozusagen „von innen her“ ausgeschält werden, ohne daß die hintere Kapsel und somit der Bereich des Nervus recurrens und der Epithelkörperchen mit dem Messer in Berührung kommt. Wie schon erwähnt, kann die Kapsel beim Recidiv sehr stark vernarbt, aber auch sehr brüchig und zerreißlich sein. Wichtig ist, daß bei den Kapselnähten der Ein- und Ausstich der Nadel unter genauer Sicht möglichst nahe dem Resektionsrand geführt werden soll — wiederum, um nicht noch zuletzt den Nervus recurrens mitzufassen.

Das Ausmaß der Resektion bei Recidivstrumen gibt zu einigen Überlegungen Anlaß. An sich müßte man der Meinung sein, daß man diesmal besonders gründlich und „radikal“ vorgehen sollte. Um ein neuerliches Recidiv zu verhüten, müssen wir aber die Situation vom funktionellen Geschehen aus betrachten, wie es Breitner uns dargelegt hat.

Der Organismus verlangt auch nach der Resektion die notwendige Hormonmenge. Ein Zuwenig an verbleibender Schilddrüse muß notgedrungenerweise den Körper wieder zu einer reaktiven Hyperplasie der Drüsenreste zwingen. Von Eiselsberg, Breitner, Roux, Urban, Huber u. a. haben immer wieder vor zu ausgedehnter Resektion gewarnt, um dem Organismus genügend Gewebe zur Hormonproduktion zu belassen. Aber auch hier gehen die Ansichten über die wirkliche Größe der zu belassenden Reste auseinander. Nach Hueck und Casteldi hat die normale Schilddrüse des Erwachsenen etwa ein Gewicht zwischen 20 und 30 g und wir konnten durch Messungen und Wägungen feststellen, daß die Reste beiderseits ungefähr 4,5 : 2,5 : 1,5 cm groß sein müssen, um dieses Gewicht zu erreichen. Es spielen dabei gewebliche Unterschiede, wie Kolloidreichtum oder parenchymatöses oder adenomatöses Gewebe gewichtmäßig keine Rolle.

Wir können also mit den obengenannten Autoren nicht oft genug betonen, daß auch und gerade bei Recidivstrumen die Resektion nicht zu ausgiebig sein darf, und die verbleibenden Reste nicht kleiner als etwa der Normalgröße entsprechend geformt werden sollen. Wenn das Recidiv aus diffusem, parenchymatösem Gewebe besteht, ist es relativ einfach, den entsprechend großen Rest zu formen und zu belassen. Wie ist es aber, wenn das Recidiv überwiegend aus Adenomen — in unserem Krankengut in 75% der Fälle — besteht? Urban ist der Ansicht, daß gerade die Recidivbildung ihre Basis auf belassenen Adenomen hat und empfiehlt auch die Beseitigung der kleinsten Knoten. Würden wir dies in solchen Fällen konsequent durchführen, so bliebe sehr oft praktisch überhaupt kein Schilddrüsengewebe mehr übrig — und die Recidivgefahr würde nach unseren Überlegungen proportional der Gründlichkeit der Adenomausräumung steigen. Wenn wir zwar mit URBAN, und HUBER auch der Meinung sind, daß größere zurückbleibende Adenome mit erhaltener eigener Durchblutung, besonders wenn sie retrotracheal oder substernal liegen, sicherlich die Recidivgefahr erhöhen, so glauben wir trotzdem, daß es gerade beim Recidiv wichtiger ist, genügend Schilddrüsengewebe — also auch im Notfall kleine und kleinste Adenome, auch wenn sie optisch stören — zu belassen, um einen genügend großen Rest zu erhalten. Abgesehen davon, daß es wirklich nur mit einer Lupe möglich wäre, alle, also auch die kleinsten Adenome zu erkennen und zu entfernen, *müßten die Recidivzahlen viel größer sein, wenn wirklich jedes zurückbleibende kleine Adenom recidivfördernd wäre.*

Eigentümlicherweise wird im allgemeinen bei den toxischen Strumen und somit auch beim toxischen Recidiv eine möglichst ausgiebige Resektion empfohlen — hier also auch aus funktionellen Momenten. Besonders amerikanische Autoren (LAHEY, CATELL, ASPER, LANGE u. a.) sprechen von subtotaler, möglichst ausgedehnter Resektion, wobei „etwa postoperativ auftretende Unterfunktionen leicht medikamentös ausgeglichen werden könnten". Sogar BREITNER, der sonst einer der größten Warner vor zu ausgedehnter Resektion ist, schreibt 1951, daß bei Basedowstrumen nur ein kleiner schalenförmiger Rest belassen wird und daß er auch hier fallweise sogar die Inferior ligiere.

Halten wir uns vor Augen, daß im Vordergrund aller unserer Überlegungen bei der Bestimmung der Größe des Resektionsrestes bei gutartigen Strumatypen, also auch bei Recidivstrumen, die Forderung steht, daß einerseits aus mechanischen und funktionellen Momenten möglichst viel pathologisches Gewebe entfernt werden muß, andererseits aber das zurückbleibende Gewebe früher oder später funktionell und daher auch rein morphologisch wieder normal werden soll und somit eine normale Schilddrüsenfunktion ausüben kann. Den Beweis, daß sich Schilddrüsenreste auch rein morphologisch normalisieren können, liefert eine Arbeit von EPPLE, der z. B. bei Recidiven nach primärem Basedow histologisch kein Basedowgewebe mehr nachweisen konnte. Auch wir haben ähnliche Beobachtungen gemacht. Näheres siehe Kapitel Histologie (Seite 87). Wir glauben daher, *daß auch bei toxischen Strumen und auch beim Basedow — entsprechend auch bei Recidiven dieser Art — nicht zu ausgedehnt reseziert werden darf,* und daß auch hier dem Organismus genügend Gewebe zur Hormonproduktion belassen werden muß. Gerade bei den Basedowstrumen, die zumeist nicht mehr als eine Hyperfunktion, sondern als eine zentralbedingte Dysfunktion (FELLINGER) angesehen werden, wissen wir, daß solche Patienten nach der Strumektomie besonders leicht zum Myxoedem neigen, und man daher rein mengenmäßig gerade hier genügend Gewebe belassen muß, um dieser Gefahr zu steuern.

Der Grund, warum die vorgenannten Autoren gerade bei der toxischen Struma eine so ausgedehnte Resektion empfehlen, wird wohl in der Erfahrung bzw. in der Angst vor funktionellen hyperthyreotischen Restzuständen bzw. Recidiven liegen. Dazu müssen wir eigentlich feststellen, daß wir diese Erfahrung bzw. diese Angst nicht teilen können, da die Zahl der Patienten, die nach der Resektion einer toxischen Struma unter Belassung eines genügend großen Restes noch auf längere Zeit toxische Symptome aufwiesen, bzw. bald wieder in dieser Richtung Beschwerden hatten, in unserem Krankengut äußerst gering ist. Mit einer entsprechenden sedierenden Medikation und Stützung der Schilddrüsenreste mit organischen Jod- bzw. Schilddrüsenpräparaten trat mit nur ganz wenigen Ausnahmen immer ein funktioneller Normalzustand ein.

Ehe man das Operationsfeld nach Vernähung der Kapsel — dies kann bei brüchigem Gewebe nach der Methode von Saegesser durch Annähen der lateralen Kapsel an die Trachea geschehen — verschließt, wird nach exakter Blutstillung nochmals die Höhle mit Auge und Finger nach eventuell übersehenen isolierten Knoten abgesucht. Besonderes Augenmerk gilt hier einem vielleicht vorhandenen Lobus-pyramidalis-Recidiv, das durch Muskulatur verdeckt, leicht übersehen wird.

Die Frage der *Tracheomalazie* — in der Literatur teilweise als sehr gefürchtete Komplikation angeführt — spielt eigentlich in unserem Krankengut keine sehr große Rolle. Wenn sie auch selten ist, so kommt sie doch gerade bei Recidivstrumen vor und es erscheint daher gerechtfertigt, etwas ausführlicher darauf einzugehen. Es ist dabei wichtig, folgende Unterschiede zu treffen:

1. Zwischen einer umschriebenen oder ausgedehnteren tatsächlichen Erweichung der Trachealknorpel mit Kollapsbereitschaft der Trachea und
2. einer Verformung der Luftröhre durch den Druck der Struma vor der Operation ohne Erweichung des Trachealgerüstes und
3. einer mehr oder weniger auftretenden Verengung und Verziehung der Trachea während der operativen Entwicklung der Struma.

Unseres Erachtens darf die Bezeichnung Tracheomalazie nur für die unter Punkt 1 angeführte eingetretene Erweichung der Trachea angewandt werden. Eine Verformung der Luftröhre, die sich allerdings auch nach der Strumektomie sehr lange nicht zurückbilden kann (Winkelbauer und Denk, Huber, Kecht), und die Möglichkeit, daß die Trachea während des Eingriffes verzogen und stenosiert wird, hat mit einer Tracheomalazie an sich nichts zu tun, weil dies auch bei einer Luftröhre mit intaktem Knorpelgerüst auftreten kann. Nur dann, wenn nach der Resektion der Struma bei der Inspiration die Trachealwand nennenswert eingezogen wird — und zwar, ohne daß eine Larynxstenose dafür die Ursache bildet —, liegt unseres Erachtens eine wirkliche Tracheomalazie vor. Es fehlt übrigens nicht an Stimmen, die eine strumöse Tracheomalazie überhaupt ableugnen (Domanig).

Wie dem auch sei, gerade bei Recidivstrumen wird durch die Narbenbildung der vorderen Halsmuskulatur der Druck der Struma auf die Trachea und die Halsorgane größer sein als bei normalen Strumen. Besonders kleine derbe Knoten, die oft von außen kaum zu tasten und nur im Röntgenbild zu erkennen sind, verursachen umschriebene Eindellungen und Erweichungen der Trachealwand. In vielen Fällen gelingt es schon bei der Röntgenuntersuchung durch den Müller-Vasalvaschen Versuch, den Verdacht auf Tracheomalazie auszusprechen. Diese Patienten operieren wir in Intubationsnarkose, um in Ruhe das Recidiv entwickeln zu können, ohne durch einen auftretenden Trachealkollaps zu übereilten Maßnahmen gezwungen zu werden.

Ob intubiert wurde oder nicht — am Ende jeder Strumektomie, vor allem nach Recidivoperationen, wird nach Absaugen der Trachea und Detubation die Atmung des Patienten unter Beobachtung der Trachea kontrolliert. Es zeigt sich dann bald, ob die Atmung frei ist, oder ob sie stridorös wird. Hierfür können zwei Ursachen vorliegen:

1. Eine Larynxstenose bei doppelseitiger Recurrenslähmung (mit dem Laryngoskop läßt sich sofort und relativ leicht der Kehlkopf kontrollieren; eine Tracheotomie ist dann sofort durchzuführen!).
2. Eine Tracheomalazie: Um eindeutig eine solche zu diagnostizieren, muß vorher der Larynx kontrolliert und intakt befunden sein und außerdem die Trachea bei der Inspiration an umschriebener Stelle oder in größerer Ausdehnung sich verengen.

Es gibt natürlich auch Grade von Tracheomalazie, die unmittelbar nach der Operation noch nicht sofort in Erscheinung treten und erst einige Tage später im Verein mit der Schwellung im Wundgebiet oder durch den Druck eines kleineren Haematoms zur Auswirkung kommen. Eine laryngologische, eventuell tracheoskopische Kontrolle, sowie eine Röntgenuntersuchung werden hier die Diagnose stellen lassen. Bei unklaren Situationen darf und soll in jedem Fall mit einer sofortigen Tracheotomie nicht gezögert werden.

Zur Behandlung der Tracheomalazie haben Kocher, Urban, Sauer-

BRUCH, DUBS, KREINER u. a. verschiedene Methoden angegeben, die alle versuchen, durch die Fixation der Trachea oder der Schilddrüsenreste an der seitlichen Halsmuskulatur die Luftröhre auszuspannen. Soweit es sich wirklich um ausgeprägte und typische Malazien handelt, scheinen aber alle diese Versuche unbefriedigend zu sein. HARTENAU, und HAAS propagieren das Einnähen des sogenannten WIETHE-Ringes (eine halbkreisförmige Metallspange), um die Trachea auszuspannen. Eigene Versuche waren nicht sehr erfolgreich, weil die Methode z. B. versagen muß, wenn sich die Erweichung in der Höhe der Schilddrüsenreste befindet. Versucht man in solchen Fällen den Ring an der lateralen Trachealwand anzunähen, dann müßten die Schilddrüsenreste so weit nach lateral und dorsal abpräpariert werden, daß eine Recurrensverletzung nicht zu vermeiden wäre; und daß durch einen tiefer eingenähten Ring die Trachea oberhalb desselben noch ausgespannt wird, ist bei der Tracheomalazie unwahrscheinlich. Auch PLENK hat diese Methode mehrfach mit negativem Erfolg versucht (zit. nach KECHT). Die Auffassung von HAAS, daß in vielen Fällen, bei denen keine Tracheomalazie vorliegt, die Trachea aber um mehr als zwei Drittel eingeengt wird, auch eine Ausspannung durch einen Ring notwendig ist, können wir nicht teilen, abgesehen davon, daß solche großen Fremdkörper nicht immer reaktionslos einheilen. *Wir haben jedenfalls die Erfahrung gemacht, daß das Ausspannen der Trachea von innen durch eine Tracheotomie und anschließende baldige Behandlung der Trachea durch den Laryngologen mit Bolzung bisher das einzige wirksame Verfahren zur Behandlung der Tracheomalazie ist.*

Bei all diesen Überlegungen muß auch an die Möglichkeit gedacht werden, daß ein Stridor, vor allem auch postoperativ, weder durch eine Tracheomalazie noch durch eine Larynxstenose, sondern durch eine *intratracheale Struma* verursacht sein kann. Auch hier ist die Zusammenarbeit mit der Röntgenologie (Schichtenaufnahmen!) und dem Laryngologen (Tracheoskopie!) wichtig. Im übrigen können auch intratracheale Strumen recidivieren. Die Entscheidung, ob das Tracheallumen z. B. durch einen retrotrachealen Recidivknoten oder durch eine intratracheale Struma (diese liegt in typischer Weise meist unmittelbar unterhalb des Kehlkopfes) beeinträchtigt wird, kann allerdings erst oft während der Operation getroffen werden.

Beim *Verschluß der Operationswunde* wird versucht, die Muskulatur, soweit sie noch intakt ist, zu vereinigen. Dazu ist es günstig, den Musculus sterno-hyoideus vom Musculus sterno-cleido-mastoideus abzupräparieren, weil dadurch erstens rein kosmetisch die Halskonturen normalisiert werden können und zweitens die Muskulatur über der Trachea sich leichter zusammenziehen und vernähen läßt.

Dies soll irgendwie versucht werden, um ein zu tiefes Einsinken des Jugulum zu vermeiden; diese Grube wirkt sich kosmetisch doch sehr störend aus.

Die Haut selbst wird mit drei Situationsnähten vereinigt — dadurch ist eine bessere Adaption der Hautränder möglich — und dazwischen werden Hautklammern gesetzt. Bei größeren, vor allem substernal oder intrathorakal reichenden Strumen oder nicht ganz sicherer Blutstillung wird für 48 Stunden ein aus einem seitlichen Wundwinkel herausgeleitetes Gummidrain in die Wundhöhle gelegt. Sonst genügen im allgemeinen zwei subcutan eingeführte Glasdrains — ebenfalls in den Wundwinkeln —, die nach 24 Stunden entfernt werden. Die Hautklammern entfernen wir am dritten Tag, die drei Situationsnähte am vierten oder fünften Tag post operationem.

Die postoperativen Komplikationen

A. Todesfälle

Unter den 1634 Recidivoperationen hatten wir *10 Todesfälle (8 Frauen, 2 Männer), das sind 0,61%, zu verzeichnen.*

I. Recidiv	II. Recidiv	III. Recidiv	IV. Recidiv	V. Recidiv
1394 Pat.	191 Pat.	39 Pat.	8 Pat.	2 Pat.
5 = 0,35%	3 = 1,58%	2 = 5,12%	—	—
± 0,32	± 1,7	± 7,2		

Die Mortalität bei Erstoperationen betrug in unserem Krankengut 0,37% (HUBER) [1], das heißt also, die Sterblichkeit bei Recidivstrumen ist fast doppelt so hoch wie bei Erstoperationen. Bei der ersten Recidivoperation ist sie allerdings nicht erhöht, steigt aber bei den mehrfachen Recidiven an, wobei jedoch die Differenzen nicht signifikant sind.

Krankengeschichten

I. Recidiv

1. *Prot. Nr. 650/6132, Patientin C. M., 45 Jahre:* Doppelseitiges euthyreotes-mechanisches Recidiv, Trachea auf 7 mm eingeengt, Operationsvorbereitung gemeinsam mit dem Internisten durch 11 Tage. Nach der Operation tiefe Bewußtlosigkeit. Wegen Verdachtes auf Hirnrindenreiz links — auf Rat des Neurologen — Trepanation: mächtiges Hirnoedem. Exitus nach der Trepanation, einen Tag nach der Strumektomie.

[1] Nach der letzten Zusammenstellung von HUBER 1958: 0,32%.

Tabelle 1. *Komplikationen bei Recidiv-Operationen*

	I. Recidiv 1394 Pat.	II. Recidiv 191 Pat.	III. Recidiv 39 Pat.	IV. Recidiv 8 Pat.	V. Recidiv 2 Pat.	Zusammen 1634 Pat.
Ohne Komplikationen	962 = 69,1%	124 = 64,8%	26 = 66,6%	6 = 75,0%	2 = 100%	1120 = 68,5%
Mit Komplikationen	432 = 30,9%	67 = 35,2%	13 = 33,3%	2 = 25,0%	—	514 = 31,5%
Todesfälle	5 = 0,35% ± 0.31	3 = 1,58% ± 1,8	2 = 5,12% ± 7,2	—	—	10 = 0,61% ± 0,4
Recurrenslaesion postoperativ	228 = 16,3% ± 2,0	51 = 26,6% ± 6,4	9 = 23,1% ± 13,0	2 = 25,0%	—	290 = 17,7% ± 1,9
Tetanien	27 = 1,9% ± 0,7	6 = 3,1% ± 2,4	—	—	—	33 = 2,02% ± 0,7
Wundheilungsstörungen	46 = 3,4% ± 1,0	10 = 5,2% ± 3,2	—	—	—	56 = 3,4% ± 0,9
Nachblutung und Haematome	10 = 0,7% ± 0,4	2 = 1,05% ± 1,5	3 = 7,6% ± 9,0	—	—	15 = 0,9% ± 0,5
Thrombosen	8 = 0,6% ± 0,4	2 = 1,05% ± 1,5	—	—	—	10 = 0,61% ± 0,4
Komplikationen v. Lunge u. Herz	8 = 0,6% ± 0,4	—	—	—	—	8 = 0,5% ± 0,35
Nicht tödliche Luftembolie	3 = 0,2% ± 0,2	2 = 1,05% ± 1,5	—	—	—	5 = 0,3% ± 0,28
Recurrenslaesion und Tetanie	8 = 0,6% ± 0,4	3 = 1,5% ± 1,8	—	—	—	11 = 0,67% ± 0,4

Obduktionsbefund: Embolischer Verschluß der Arteria cerebri media, Encephalomalacia rubra, offenes Foramen ovale, Unterschenkelvarizen.

2. *Prot. Nr. 1127/11013, Patientin H. A., 56 Jahre:* Doppelseitiges euthyreotes-mechanisches retrosternales Recidiv mit Einengung der Trachea auf 7 mm. Myocardschaden, Unterschenkelvarizen. Nach 14tägiger Operationsvorbereitung Resektion beiderseits. Komplikation: Recurrensparese beiderseits. Plötzlicher Exitus 5 Tage post operationem.
Obduktionsbefund: Embolia arteriae pulmonalis bei Unterschenkelvarizen.

3. *Prot. Nr. 1514/14922, Patientin W. M., 60 Jahre:* Beiderseitiges wenig bewegliches euthyreotes-mechanisches Recidiv mit Einengung der Trachea auf 7 mm. Operationsvorbereitung durch 7 Tage, Resektion beiderseits. Ante operationem Recurrensparalyse rechts, post operationem Recurrensparalyse beiderseits. 4 Tage nach der Operation beim Gehen plötzlich heftiger Stridor, rasche Tracheotomie, Exitus in tabula unter den Erscheinungen eines Kollapses.
Obduktionsbefund: Collapsus.

4. *Prot. Nr. 1106/10855, Patientin H. H., 67 Jahre:* Beiderseitiges echtes euthyreotes-mechanisches Recidiv mit Einengung der Trachea auf 7 mm. Nach 7tägiger Vorbereitung Resektion beiderseits. Am Tage nach der Operation plötzlicher Exitus.
Obduktionsbefund: Embolia arteriae pulmonalis.

5. *Prot. Nr. 64/576, Patient H. F., 50 Jahre:* Linksseitiges faustgroßes echtes toxisches Recidiv mit Trachealeinengung. Nach 4tägiger Operationsvorbereitung Resektion links. Am 2. Tag postoperativ Schüttelfrost und Beginn von septischen Temperaturen. Spreizung der Wunde, Einlegen von Sulfonamidstreifen, Exitus am 20. Tag post operationem.
Obduktionsbefund: Strepto- und Staphylokokkensepsis auf Basis einer septischen Thrombose der Vena jugularis interna sinistra.

II. Recidiv

6. *Prot. Nr. 478/4461, Patientin P. F., 68 Jahre:* Großes echtes Recidiv mit Einengung der Trachea auf 6 mm und schon bestehender doppelseitiger Recurrenslähmung. Nach 7tägiger Operationsvorbereitung zuerst Tracheotomie, dann Resektion rechts. Postoperativ Abszeßbildung im Wundbereich, am 5. Tag post operationem Spreizung des Abszesses. Exitus am 15. Tag unter den Zeichen von Herzschwäche.
Obduktionsbefund: Decompensatio cordis, Marasmus gravis.

7. *Prot. Nr. 1319/13090, Patientin M. R., 66 Jahre:* Beiderseitiges euthyreotes-restrosternales Recidiv mit Einengung der Trachea auf 9 mm. Larynx ante operationem: Recurrensparalyse rechts. Nach 8tägiger Vorbereitung Resektion links, Excochleation rechts. Wegen starken Stridors und Verdacht auf beiderseitige Recurrensparese Tracheotomie. Kurz nach Beendigung der Operation starke venöse Blutung, Eröffnung der Wunde, Umstechung mehrerer kleinerer blutender Gefäße, Tamponade. Exitus 10 Stunden post operationem.
Obduktionsbefund: Pneumothorax spontaneus, Decompensatio cordis.

8. *Prot. Nr. 817/7821, Patient B. P., 61 Jahre:* Beiderseitiges euthyreotes-intrathorakales Recidiv mit starker Einengung und Verdrängung der Trachea nach vorne. Nach 10tägiger Operationsvorbereitung doppelseitige Resektion. Eine Stunde nach Beendigung der Operation Auftreten von Bewußtlosigkeit, einige Stunden später Hemiplegie, 15 Stunden post operationem Exitus.

Obduktionsbefund: Encephalomalacia rubra des Stirnlappens. Embolische Verschlüsse der Arteria fossae Sylvii, in den Venen des Operationsgebietes zahlreiche Thromben.

III. Recidiv

9. Prot. Nr. 104/980, Patientin E. J., 63 Jahre: Beiderseitiges euthyreotes-mechanisches Recidiv mit Einengung der Luftröhre auf 5 mm. Seit 16 Jahren Tracheotomie wegen beiderseitiger Recurrenslaesion. Nach 16tägiger Operationsvorbereitung Resektion rechts. Wegen Sickerblutung am Schluß der Operation Tamponade. 6 Stunden post operationem wegen zunehmender Blutung Wundrevision mt neuerlicher Tamponade. Plötzlicher Exitus 5 Stunden später.

Obduktionsbefund: Haematom des vorderen Mediastinums, Emphysema pulmonum gravissimum (acutum ?), Decompensatio cordis.

10. Prot. Nr. 486/4838, Patientin Z. K., 51 Jahre: Großes intrathorakales Recidiv mit Verdrängung und Einengung der Trachea auf 5 mm. Nach 9tägiger Vorbereitung Resektion links. 4 Stunden post operationem starke Dyspnoe, wegen beiderseitiger Recurrenslaesion sofortige Tracheotomie. Exitus 24 Stunden später unter den Erscheinungen der Kreislaufschwäche.

Obduktionsbefund: Haematom des vorderen Mediastinums, Volumen pulmonum acutissime auctum.

Analysieren wir die einzelnen Krankengeschichten und Obduktionsbefunde, so können wir den Tod der Patienten 1, 2, 4, 5, 8, das sind also Todesfälle durch Pulmonalembolie, Embolie der Gehirngefäße bei offenem Foramen ovale und Sepsis als ein Ereignis registrieren, das nicht unbedingt mit dem Eingriff in seiner Art als Recidivoperation in Verbindung gebracht werden kann. Es ist auch nicht anzunehmen, daß die Patienten, die an Embolien starben, durch die inzwischen modern und wirksam gewordene Thromboseprophylaxe bzw. -therapie hätten gerettet werden können, da bei allen diesen Patienten vor dem letalen Ereignis der Embolie keine Anzeichen von Thrombose vorhanden waren.

Sehr auffallend ist die Tatsache, *daß die Patienten 2, 3, 6, 7, 9, 10 eine beiderseitige Recurrensparese aufzuweisen hatten,* entweder bei Patient 6 und 9 schon ante operationem oder wie bei den restlichen postoperativ aufgetreten. Die dadurch bedingte Larynxstenose behindert unmittelbar postoperativ die freie Atmung — also in einer Phase, in der der Organismus zur Überwindung des Operationsschockes besonders reichlich Sauerstoff braucht. Die moderne Anaesthesie gibt aus dieser Erkenntnis heraus gerade unmittelbar nach der Operation und in den folgenden Stunden viel Sauerstoff. Wir müssen immer wieder beobachten, daß nach Eintritt einer beiderseitigen Recurrenslaesion in den meisten Fällen nicht sofort ein heftiger und hochgradiger Stridor eintritt, sondern daß sich derselbe erst Stunden oder Tage post operationem entwickelt. Trotzdem genügt es offensichtlich, daß ein auch nur mäßiger Sauerstoffmangel den postoperativ labilen Kreislauf ins Schwanken bringt und daher der Operationsschock nicht überstanden wird. Es gibt wohl kaum eine eindringlichere Basis für unsere Warnung, ja nicht mit der Tracheotomie zuzuwarten, wenn nur ein geringfügiger Verdacht für eine Behinderung der Atemwege, in diesem Falle eine Larynxstenose vorliegt! *Nur die sofortige Tracheotomie entlastet durch genügende Sauerstoffzufuhr den Kreislauf.* Besonders das Geschehen bei den Patienten 3 und 10, bei denen wir mit der Tracheotomie zu spät kamen, unterstreicht diese Forderung. Natürlich haben bei allen Todesfällen noch andere Faktoren, wie z. B. bei Patient 10 ein Haematom im Bereich des vorderen Mediastinums, bei Patient 7 eine Nachblutung, und bei Patient 6 ein allgemeiner Marasmus am letalen Ausgang mitgewirkt. Wir glauben aber, daß eine Nachblutung oder ein Mediastinalhaematom allein, bei an sich freien Atemwegen, nicht diesen Ausgang gezeigt hätte. Auch der chronische Sauerstoffmangel, der bei der Patientin 6, die schon vor der Operation eine beiderseitige Recurrenslaesion hatte und erst am Beginn der Operation tracheotomiert wurde, sicherlich vorhanden war, hat offensichtlich zu der am 13. Tag post operationem letal endenden Herzschwäche beigetragen. Ob bei der Patientin 2, die eine beiderseitige Recurrenslaesion hatte und nicht tracheotomiert wurde und die am 5. Tag post operationem an einer Pulmonalembolie starb, die Larynxstenose und somit ein gewisser Sauerstoffmangel bei der Thromboseentstehung eine Rolle gespielt haben, läßt sich kaum entscheiden, ist aber auch nicht ganz von der Hand zu weisen.

Auch Mayoux berichtet über vier Todesfälle bei insgesamt 15 Patienten mit doppelseitiger Recurrensschädigung, so daß man wohl sagen muß, das dieses Ereignis, wenn nicht sofort die entsprechenden Maßnahmen ergriffen werden, *zu den lebensgefährlichen Komplikationen einer Recidivoperation zu rechnen ist.* Die enge Zusammenarbeit mit dem Laryngologen und der Grundsatz: „Lieber einmal zuviel als zuwenig tracheotomieren“, können der doppelseitigen Recurrenslaesion wenigstens diesen Schrecken nehmen.

Ein Haematom im Bereich des vorderen Mediastinums war bei den Patienten 9 und 10 festzustellen. Dies wird von manchen Autoren als schwere lebensgefährliche Komplikation angesehen (Richard), andere wieder legen ihr weniger Bedeutung bei (Merke, Henschel, Schürch). Wir sind der Ansicht, daß eine Blutdurchtränkung des Mediastinums nach Strumektomie sicherlich öfter auftritt, ohne daß schwere Symptome dabei beobachtet werden müssen. Es dürfte wohl auch auf das Ausmaß der Blutdurchtränkung ankommen. Jedenfalls sehen wir aber bei unseren Todesfällen, daß ein solches Haematom im Verein mit anderen Komplikationen sicherlich nicht belanglos ist, z. B. bei Nachblutungen und notwendiger Tamponade des Operationsgebietes auftritt und die Patienten aus dem Gleichgewicht bringen kann.

Zusammenfassend: Die Mortalität nach Recidivoperationen ist etwa doppelt so hoch wie bei Erststrumektomien. Als Hauptursache ergaben sich: 1. Pulmonalembolien und Embolien der Gehirnarterien, 2. Schockzustände und Kreislaufversagen durch Komplikationen, wie beiderseitige Recurrensschädigung, Nachblutungen und Haematome im vorderen Mediastinum.

Daß der beiderseitigen Recurrenslaesion und somit der Larynxstenose dabei eine besondere Bedeutung zukommt, geht aus der Tatsache hervor, daß von den 10 Todesfällen nach Recidivoperationen schon 6 Patienten entweder ante oder post operationem eine solche aufwiesen.

B. Die Recurrensschädigung

Das größte und schwierigste Problem der Recidivoperation ist die damit verbundene Gefahr einer Recurrenslaesion. Sie beträgt nach Recidivoperationen nach den allerdings sehr spärlichen konkreten Angaben in der Literatur bei CATELL und MORGAN 14,7%, bei TROELL 14,7%, nach FISCHER 10%. Die meisten Statistiken enthalten nur Prozentzahlen der Recurrensschädigungen, bei denen Erst- und Recidivoperationen zusammengefaßt sind und aus denen man die spezielle Recurrensgefährdung bei Recidivoperationen nicht ersehen kann. SCHEICHER gibt nur an, daß die Gefährdung bei Recidivoperationen achtmal höher sei als bei Erststrumektomien.

In unserem Krankengut von 1634 Operationen traten bei 290 Patienten, *das sind 17,7% ± 4,4% postoperative Recurrenslaesionen auf.*

Tabelle 2. *Postoperativ aufgetretene Recurrenslaesionen*

	Nach dem I. Recidiv (1394 Pat.)	Nach dem II. Recidiv (191 Pat.)	Nach dem III. Recidiv (39 Pat.)	Nach dem IV. Recidiv (8 Pat.)	Nach dem V. Recidiv (2 Pat.)	Zusammen (1634 Pat.)
Links	112	27	6	2	—	147 = 8,9% ± 1,4
Rechts	98	21	2	—	—	121 = 7,4% ± 1,3
Beidseitig	18	3	1	—	—	22 = 1,4% ± 0,6
Zusamm.	228 = 16,3% ± 2,0	51 = 26,6% ± 6,4	9 = 23,1% ± 13,0	2 = 25,0%[1]	—	290 = 17,7% ± 1,9

[1] Doppelter mittlerer Fehler nicht errechenbar.

Stellen wir die Prozentzahl der in unserem Krankengut bei Erststrumektomien aufgetretenen Recurrenslaesionen mit 3,9% (HUBER) gegenüber, so ist die *Recurrensgefährdung bei Recidivstrumen etwa vierfach so hoch wie bei Erstoperationen.*

An sich müßte man erwarten, daß die Prozentzahl der Recurrenslaesion z. B. nach einer zweiten oder dritten Recidivoperation wesentlich höher ist als nach einem I. Recidiv. Hier hat sich aber statistisch unter Einrechnung des doppelten mittleren Fehlers gezeigt, daß die Differenzen nicht signifikant sind. Dies erklärt sich wohl damit, daß die technischen Schwierigkeiten bei mehrfach Operierten nicht unbedingt größer sein müssen und vor allem wohl auch aus der Tatsache, daß man bei einem zweiten oder dritten Recidiv noch mehr auf eine besonders vorsichtige Präparation eingestellt ist. Außerdem darf man nicht übersehen, daß viele dieser Patienten auf der Seite der Operation schon einen gelähmten Recurrens haben, der Nerv

Tabelle 3. *Ante operationem festgestellte Recurrenslaesionen*

	Vor dem I. Recidiv (1394Pat.)	Vor dem II. Recidiv (191 Pat.)	Vor dem III. Recidiv (39 Pat.)	Vor dem IV. Recidiv (8 Pat.)	Vor dem V. Recidiv (2 Pat.)	Zusammen (1634 Pat.)
Links	68	21	11	2	1	103 = 6,3% ± 1,2
Rechts	77	18	6	1	—	102 = 6,3% ± 1,2
Beidseitig	10	12	4	2	—	28 = 1,8% ± 0,7
	155 = 11,1% ± 1,7	51 = 26,6% ± 4,6	21 = 53,8% ± 16,0	5 = 62,5%[1]	1 = 50%[1]	233 = 14,3% ± 1,7

[1] Doppelter mittlerer Fehler nicht errechenbar

also nicht mehr verletzt werden kann. Trotzdem wird aber die Statistik dann doch sehr belastend, wenn man die *vor* den einzelnen Recidivoperationen schon vorhandenen Recurrenslaesionen mit den nun postoperativ zusätzlich dazugekommenen addiert. Somit haben nach der ersten Recidivoperation insgesamt 27,4%, nach der zweiten Recidivoperation 53,4%, also mehr als die Hälfte, nach der dritten Recidivoperation 76% und nach der vierten Recidivoperation 87,5% aller Patienten mit einer Stimmbandschädigung zu rechnen. Im allgemeinen kann man erwarten und unsere Nachuntersuchungen haben dies bestätigt, daß etwa ein Drittel aller Recurrensschädigungen reversibel ist. CATELL hat dies bei 30%, BECK bei

17,5%, MÜNDNICH und MANDL bei 33,3% ebenso beobachtet. *Trotzdem ist die Recurrensschädigung das Problem der Recidivoperationen geblieben.*

Tabelle 4. *Gesamtzahl der Recurrenslaesionen nach Recidiv-Operationen*

	I. Recidiv (1394 Pat.)	II. Recidiv (191 Pat.)	III. Recidiv (39 Pat.)	IV. Recidiv (8 Pat.)	V. Recidiv (2 Pat.)	Zusammen (1634 Pat.)
Ante operationem	155 = 11,1% ± 1,7	51 = 26,6% ± 6,4	21 = 53,8% ± 16.0	5 = 62,5%[1]	1 = 50,0%[1]	233 = 14,3% ± 1,7
Post operationem	228 = 16,3% ± 2,0	51 = 26,6% ± 6,4	9 = 23,1% ± 13,0	2 = 25,0%[1]	—	290 = 17,7% ± 1,9
Zusammen	383 = 27,4% ± 2,4	102 = 53,4% ± 7,2	30 = 76,9% ± 14.0	7 = 87,5%[1]	1 = 50,0%[1]	523 = 32,0% ± 2,4

[1] Doppelter mittlerer Fehler nicht errechenbar.

Zergliedern wir die aufgetretenen Recurrenslaesionen, so zeigt sich, daß:

bei 147 Patienten, das sind 50,7% ± 8,4% links,
bei 121 Patienten, das sind 41,7% ± 9,2 rechts,
bei 22 Patienten, das sind 7,6% beiderseits

der Nervus reccurrens verletzt wurde.

Daß der *linke Nervus recurrens* bei Strumektomie *mehr gefährdet wird*, ist schon durch verschiedene Autoren hervorgehoben worden (HUBER, KOPF, KAMNIKER). Der linke Strumalappen muß — wenn der Operateur, wie dies meist der Fall ist, rechts vom Patienten steht — bei der Entwicklung und Darstellung des Retrotrachealraumes oder beim Aufsuchen der Arteria thyreoidea inferior stark nach rechts gezogen werden, wobei der linke Nervus recurrens leichter verzogen oder gezerrt werden kann. Konsequenterweise müßte man daher zur Präparation der linken Seite bzw. der Inferior links als Operateur auch den Platz wechseln. Außerdem haben Untersuchungen von KAMNIKER ergeben, daß zwischen Trachea und Carotis communis, anatomisch bedingt, links ein „freier Raum" besteht — die Struma und auch die Recidivstruma sich also auf der linken Seite eher substernal entwickelt als rechts. (In seinem Krankengut links bei 158 Patienten, rechts bei 99 Patienten.)

KOPF findet für die auch von ihm beobachtete stärkere Gefährdung des linken Nervus recurrens die Erklärung darin, daß durch den Verlauf des linken Nervus recurrens um die Aorta derselbe etwas weiter vorne verlaufe; auch der Oesophagus dränge den linken Recurrens mehr nach ventral, da er im Halsteil etwas nach links ausbiegt. Kopf glaubt weiter, daß nach Resektion der rechten Seite die Trachea viel leichter nach links vorne torquiert und dabei eben auch der Nervus recurrens links mehr nach frontal gezogen und somit leichter verletzt werden kann. Er empfiehlt daher, vor der Resektion der rechten Seite auch zuerst links zu entwickeln und dann erst zu resezieren. Nach unseren Zusammenstellungen hat man zwar den Eindruck, daß der linke Nervus recurrens häufiger verletzt wurde wie rechts, aber die Zahlen differieren nicht signifikant. Trotzdem aber ist bei der Präparation der linken Seite erhöhte Vorsicht am Platze. An sich bedingt eine einseitige Recurrenslaesicn nur eine Heiserkeit — die aber nicht immer in Erscheinung treten muß (Kaspar, Huber, Mündnich und Mandl, Wessely u. a.) Typisch ist, daß die Patienten sich in den ersten Tagen bei einseitigem Ausfall der Stimmbandbeweglichkeit beim Trinken leicht verschlucken, ansonsten wird kaum über besondere Beschwerden geklagt.

Viel tragischer ist die Situation bei Auftreten einer *doppelseitigen Stimmbandlähmung*. Bei unseren Recidivpatienten trat dies 22mal ein, das sind 7,6% aller Recurrensschädigungen. In dieser Zahl sind nur die Fälle enthalten, bei denen vor der jeweiligen Recidivoperation die Stimmbandfunktion beiderseits normal war. Dazu sind noch alle die Patienten zu rechnen, bei denen schon vor der Operation eine einseitige Recurrensschädigung vorlag und durch den erneuten Eingriff auch der bisher intakt gebliebene Nervus recurrens verletzt wurde. Dies war bei weiteren 20 Patienten der Fall, so daß wir insgesamt 42 Patienten, das sind 14,5% aller Recurrenslaesionen mit einer beiderseitigen Recurrensparalyse post operationem hatten.

Tabelle 5. *Beiderseitige Recurrenslähmung*

	I. Recidiv	II. Recidiv	III. Recidiv	IV. Recidiv	V. Recidiv	Summe
ante op.	10	23	4	2	–	28
post op.	18	3	1	–	–	22
vorher einseitig, jetzt beiderseits	11	7	2	–	–	20
	39	22	7	2	–	70

Und rechnen wir nun auch noch die Zahl der beiderseitigen Recurrensschädigungen dazu, die vor den bei uns durchgeführten Recidivoperationen schon bestanden haben, so erreichen wir die Zahl von 70, das sind 4,04% aller Recidivoperierten, die letzten Endes eine beiderseitige Recurrensschädigung erlitten haben. Das Ereignis einer doppelseitigen Recurrenslähmung ist für die Patienten immer ein schwerer psychischer Schock, besonders wenn sie unvorbereitet mit einer Trachealkanüle aus der Narkose aufwachen. Wenn es auch erstaunlich ist, wie gering die Zahl der Patienten ist, die sich vor der Operation nach den eventuell möglichen Komplikationen erkundigen, so halten wir es, wie schon erwähnt, doch für richtig, bei allen Patienten, bei denen die Gefahr einer beiderseitigen Recurrensschädigung und somit einer eventuell notwendigen Tracheotomie besteht, vor der Operation auf diese Möglichkeit hinzuweisen.

Die Larynxstenose bei beiderseitiger Recurrenslähmung kann sehr unterschiedlich sein — der Glottisspalt ist dann oft kaum 1 mm weit, kann aber doch 4 bis 5 mm klaffen. Das soll heißen: Nicht jeder Patient mit einer doppelseitigen Recurrensschädigung muß tracheotomiert werden. Die Entscheidung dazu ist oft sehr schwierig, weil manche dieser Patienten mit ihrer Atmung sehr wechseln. Der Rat des Laryngologen ist hier unbedingt einzuholen. Wie aber schon mehrmals erwähnt, muß eindringlichst davor gewarnt werden, mit der Tracheotomie zuzuwarten, wenn einmal ein deutlicher inspiratorischer Stridor zu beobachten ist. Nach der Tracheotomie kann man in Ruhe die Weiterentwicklung der Stimmbandfunktion abwarten und es kommt erfreulicherweise immer wieder vor, daß sich das eine oder andere Stimmband erholt, so daß die Kanüle wieder entfernt werden kann. Gewiß gibt es Patienten, die trotz einer doppelseitigen Recurrensschädigung einen genügend breiten Glottisspalt haben, um den normalen Anforderungen der Atmung gewachsen zu sein. Bis man jedoch zu dieser Feststellung gekommen ist, soll — besonders in den ersten Tagen nach der Operation — bei solchen Patienten eine sorgfältige ärztliche Überwachung gewährleistet sein, ein Sauerstoffgerät und Instrumente zur Tracheotomie am Krankenbett immer bereitstehen.

Was kann der Operateur tun, um eine Verletzung der Nervi recurrentes bei der Recidivoperation möglichst zu vermeiden?

An sich wurde diese Frage im Kapitel Operationstechnik (Seite 43) ausführlich behandelt. Es wäre zu erwähnen, daß nach Schönbauer und Priesching — Autoren, die sehr eingehende Untersuchungen bei Recidivstrumen über alle Varianten der möglichen Recurrensverlagerungen durchgeführt haben —, der Narbenzug bei Verlagerung der Recurrentes eine untergeordnete Rolle spielt; entscheidend dafür sei die Recurrensverlagerung bei der Formung des Schilddrüsenrestes bei der Erstoperation sowie bei den sehr variablen Wachstumsmöglichkeiten des Recidivs. Es wurde sogar eine Methode ausgearbeitet, die es gestattet, den Recurrensverlauf aus Oesophagogrammen der Primär- und Recidivstruma, eventuell unter Zuhilfenahme bestimmter Details aus dem Operationsbericht der primären Resektion, innerhalb gewisser Grenzen zu schätzen. In Übereinstimmung mit diesen Untersuchungen wissen wir aus unseren diesbezüglichen Erfahrungen, *daß der Nervus recurrens beim Recidivkropf praktisch überallhin verlagert werden kann.* Gewisse Prädilektionsstellen haben wir im Kapitel Operationstechnik (Seite 43) schon hervorgehoben. Wichtig erscheint uns aber, nochmals *die Lage des Nervus recurrens in seiner Beziehung zur Arteria thyreoidea inferior zu untersuchen.* Bekanntlich verläuft dieser Nerv teils ventral, teils dorsal der Inferior und teilweise auch zwischen dem oberen und unteren Ast dieses Gefäßes. Die Prozentzahlen dieser Varianten schwanken bei den einzelnen Autoren erheblich (LAHEY, REED, BOWDEN, WESSELY, TAGUCHI u. a.). Im allgemeinen kann man annehmen, daß in etwa 10 bis 30% der Nerv vor der Arteria und in weiteren 30% dieses Gebilde zwischen den Ästen der Inferior verläuft. Wir haben schon erwähnt, daß man bei der Freilegung des Recidivs die Arteria thyreoidea inferior oft auffallend leicht darstellen kann, weil sie in diesen Fällen nicht — wie normalerweise bei der Erstoperation — knapp am Oesophagus liegend gefunden wird, sondern sich quer durch den Raum zwischen Arteria carotis, Oesophagus und Recidivstruma ausspannt. Diese Lage entsteht dadurch, daß durch das Recidivwachstum der Eintritt dieses Gefäßes in die Strumakapsel und somit die ganze Arterie mehr oder weniger nach vorne verschoben ist. Verläuft nun der Nervus recurrens vor der Arteria oder zwischen ihren Ästen — und dies kann bei 10 bis 30% der Strumen bzw. der Recidive der Fall sein —, so muß durch diese Verlagerung der Arterie auch der Nerv nach vorne ausgespannt und verlagert werden. Und wenn noch dazu bei 40 bis 70% der Nervus laryngeus inferior vor dem Eintritt in den Kehlkopf sich noch in vordere und hintere Äste aufteilt (LAHEY, KING und GREGG, MORRISON und CLERF), so ist die Möglichkeit, daß diese noch empfindlicheren Äste des Nerven schon bei geringem Zug am Lappen und besonders beim Versuch, denselben nach vorne medial zu wälzen, gezerrt oder zerrissen werden, sehr groß. Die Gefahr dieser Schädigung, ohne daß man mit der Präparation noch überhaupt in die Nähe des Nervs gekommen ist, ist um so größer, je weiter man den Lappen in solchen Fällen nach vorne-median zieht, gerade in der Absicht, den Raum um die Arteria thyreoidea inferior möglichst übersichtlich freizulegen, um den Stimmbandnerv zu schonen. Dieser Möglichkeit der Recurrensschädigung kann man damit entgegenarbeiten, daß bei der schrittweisen Freilegung des lateralen Raumes immer wieder nach einer eventuell nach vorne gezogenen Arterie gesucht wird, um diese gegebenenfalls noch vor der endgültigen Luxation des Lappens freizupräparieren, zu ligieren und in diesem Fall auch zu durchtrennen, damit der Recurrens wieder in seine alte Lage kommen kann.

Auch die Möglichkeit eines atypischen Verlaufes des Nervus recurrens, wie z. B. ein Abgang desselben in Höhe des Kehlkopfes direkt aus dem Vagus — also ohne rechts die Arteria subclavia und links den Aortenbogen zu umfassen —, ist beschrieben (9 intraoperative Beobachtungen von CATELL, zit. nach MÜNDNICH und MANDL). Nach BOWDEN findet man diese Variation bei 1% der Strumen. Auch hier könnte man sich vorstellen, daß dieser in diesem Falle relativ kurze Nerv, der nun senkrecht zur lateralen Kapsel verläuft, beim Hervorwälzen des Recidivs leicht gezerrt werden kann. Auch der Verlauf parallel der Arteria thyreoidea inferior, ja sogar eine rankenförmige Umschlingung derselben wird von obigen Autoren angegeben.

Es gibt bei der operativen Freilegung eines Recidivs in Hinblick auf die Recurrensschonung sicherlich Faktoren, die aus der Erfahrung und Vorsicht geboren, die Gefährdung dieses zarten Organes verringern können. Ebenso viele Momente aber gibt es, die man bei größter Vorsicht nicht erfassen kann und die daher dem Operateur in keiner Weise zur Last gelegt werden dürfen. Die Forderung LAHEYS und CATELLS, den Nervus recurrens freizupräparieren, erscheint uns gerade beim Recidiv mit seiner ausgeprägten Narbenbildung in den meisten Fällen nicht durchführbar. Wir sind sogar mit WESSELY der Meinung, daß durch ein langwieriges Suchen und Präparieren eine Laesion dieses Nerven sogar leichter auftreten kann als wenn man schrittweise versucht, alle Schichten, in denen er liegen kann, vorsichtig abzupräparieren und abzuschieben. Daß man versucht, den Nervus recurrens *zu sehen,* ist selbstverständlich, aber ein Darnachsuchen scheint zu riskant.

Noch eine Tatsache, die aus unseren Zusammenstellungen zu ersehen ist, erscheint uns interessant: *11,1% aller Patienten, die zur ersten Recidivoperation kamen, hatten schon von der vorangegangenen Strumektomie her eine Recurrensschädigung.* Im Krankengut KASPARS waren dies sogar 23%. Hingegen ist in der Literatur die Zahl der Recurrensschädigungen nach Erstoperationen mit ungefähr 2 bis 6% angegeben, in unserem Krankengut betrug dieser Prozentsatz 3,9%. Für diese Diskrepanz gibt es verschiedene Erklärungsmöglichkeiten:

1. Die tatsächliche Häufigkeit der Recurrenslaesionen ist beträchtlich höher, als in der Literatur zugegeben wird.

2. Die Möglichkeit einer Spätschädigung des Nervus recurrens, vor allem durch ein Recidivwachstum, ist gegeben.

3. Durch zu ausgedehnte Resektion wurde einerseits der Recurrens

geschädigt, andererseits ein Recidivwachstum aus funktionellen Momenten provoziert.

4. Die Summation von relativer Larynxstenose, durch eine einseitige Recurrenslähmung bedingt, mit einer Trachealeinengung durch ein Recidiv bringt wahrscheinlich solche Patienten früher wieder zum Chirurgen, als dies vielleicht durch ein Recidivwachstum allein geschehen würde.

Welche dieser Punkte nun wirklich für diese auffallende Recurrenshäufung vor der ersten Recidivoperation verantwortlich sind, wird sich schwer entscheiden lassen. *Auf alle Fälle ist bei Patienten, die nach einer Strumektomie eine Recurrenslaesion aufweisen, die Recidivprophylaxe von besonderer Bedeutung, schon deswegen, weil gerade bei sehr radikaler Resektion auf einer Seite das funktionell bedingte Recidiv eher auf der anderen Seite wächst, wo noch mehr funktionierendes Parenchym vorhanden ist, also auf der Seite, auf der der Recurrens noch intakt ist.*

C. Die postoperative Tetanie

Die postoperative Tetanie spielt nach Recidivoperationen eine etwas größere Rolle als nach Erststrumektomien:

1. können leichtere, bereits von der Erstoperation vorhandene Schädigungen, sogenannte latente Tetanien, jetzt manifest werden,
2. ist bei der starken Narbenbildung und den unübersichtlichen Verhältnissen eine traumatische Laesion der Epithelkörperchen leichter möglich und
3. kommt noch hinzu, daß die Durchblutung der Nebenschilddrüsen durch Narbenbildungen um die Gefäße und Kollateralbahnen herabgesetzt bzw. stärker gestört wird.

Jesserer ist der Meinung, *daß die Gefahr der Entstehung der postoperativen Tetanie weniger in der Möglichkeit liegt, eventuell ein oder zwei Epithelkörperchen zu exstirpieren, als daß die Blutversorgung derselben ungenügend sein kann.* Auch wir haben gesehen, daß z. B. ein Epithelkörperchen mitreseziert wurde, ohne daß eine Tetanie auftrat. Daß die Ligatur der Arteria thyreoidea inferior an sich keine Tetanien hervorruft (Hotz und Enderlen, de Quervain und Curtis) haben wir schon im Kapitel Operationstechnik dargelegt.

Jesserer glaubt weiters, daß für das Zustandekommen bzw. Ausbleiben einer Tetanie die individuelle Ausbildung des offenbar sehr bedeutsamen Kollateralnetzes von großer Wichtigkeit ist. So könnte auch das mehrfache Auftreten einer postoperativen Nebenschilddrüseninsuffizienz innerhalb einer Blutsverwandtschaft erklärt werden

(FORBES, LACHMANN, zit. nach JESSERER). Die Bestimmung eines Blut-Calciumspiegels bzw. eine Harnuntersuchung nach Sulkowitch vor Recidivoperationen ist eine unumgängliche Bedingung. Man wird sich dann z. B. bei herabgesetztem Calciumspiegel oder schon bei Werten an der unteren Grenze der Norm die Tetaniegefahr besonders vor Augen halten und auch einmal auf die Ligatur der Arteria thyreoidea inferior verzichten. Die Tatsache, daß postoperative Tetanien genau wie ideopathische besonders in den lichtarmen Jahreszeiten auftreten, sagt uns allerdings, daß bis zu einem gewissen Grad die Operationstechnik das Auftreten von Tetanien nicht verhindern kann und das Geschehen eine Spur von schicksalhaftem Charakter hat, zumindest nicht vorauszusehen ist.

In unserem Krankengut traten nach ersten Recidivoperationen bei 27 Patienten (1,9%) und nach zweiten Recidivoperationen bei 6 Patienten (3,1%) postoperative Tetanien auf. *Insgesamt beträgt somit die Prozentzahl der postoperativen Tetanien 2,02%.* Sie tritt also etwa doppelt so häufig auf als nach Erstoperationen. Dies stimmt mit den Zahlen, die wir in der Literatur finden konnten, überein (TROELL 2%, BERTELSEN 2,6% Tetanien nach Recidivoperationen).

Ob durch Recidivoperationen, z. B. durch Druckentlastung der Epithelkörperchen, sogar eine Besserung oder völlige Behebung einer Tetanie auftreten kann, wie MAIER dies behauptet, wagen wir nicht zu entscheiden.

Genauso wie wir im Kapitel Recurrensschädigung einen Zusammenhang zwischen Recurrenslaesion und gesteigerter Recidivhäufigkeit beschrieben haben, ist auch die Kombination zwischen Tetanie und Recurrenslaesion nicht ganz selten (11 Patienten). Als Ursache dafür ist wohl in gleicher Weise eine zu ausgedehnte Resektion bei der Erstoperation anzusehen, wodurch anscheinend auch Epithelkörperchen geschädigt oder mitreseziert wurden. Die Zahl der sogenannten *Spättetanien,* die erst nach der Krankenhausentlassung in Erscheinung traten und daher zum Teil nicht in unsere Behandlung kamen, läßt sich schwer abschätzen; diese Möglichkeit dürfte aber den Prozentsatz der postoperativen Tetanien noch etwas erhöhen.

D. Sonstige Komplikationen

Wundheilungsstörungen (Serome, Eiterungen, Nachblutungen, Haematome) waren bei 71 Patienten, das sind 4,3% zu verzeichnen. Trotz der oft lange dauernden Operation, bei der natürlich die Asepsis leidet, ist es nicht öfter zu Wundheilungsstörungen gekommen als bei Erststrumektomierten. In dieser Zahl sind allerdings die Fälle nicht inbegriffen, bei denen tracheotomiert werden mußte, ein Eingriff, der fast immer eine Wundsekretion zur Folge hat. Ansonsten hat sich auch in den letzten Jahren bei Recidivoperationen die Verwendung von Pehafil (Supramid) als Naht- und Ligaturmaterial bewährt und hat den Gebrauch von Catgut, Seide und Zwirn vollkommen verdrängt. Die Zahl der Wundheilungsstörungen nach Strumektomien überhaupt ist, seitdem wir mit Pehafil arbeiten, rapid zurückgegangen und beträgt derzeit sicherlich nicht mehr als 1%. In diesem Sinne wäre auch die Zahl von 4,3% (soweit sie Serome und Eiterungen betrifft) bei Recidivoperationen zu revidieren. Die Zahl der Nachblutungen und Haematome ist ebenfalls gering, obwohl natürlich gerade bei Recidivoperationen mit der erhöhten Gefahr der Gefäßverletzung solche Wundheilungsstörungen vermehrt zu erwarten wären. Eine erhöhte Sorgfalt kann diese Schwierigkeiten doch kompensieren.

Postoperative Thrombosen haben wir bei 10 Patienten (0,61%) beobachten können. Obwohl also diese Komplikation an sich selten vorkommt, hat sie doch beim Tod von 3 Patienten nach Recidivoperationen eine Rolle gespielt. Naturgemäß ist das Alter der Recidivpatienten höher als bei Erststrumektomien und man findet daher öfters Unterschenkelvarizen. Wenn wir auch die Patienten schon am Tage nach der Operation aufstehen lassen, läßt sich eine Thrombose nicht immer vermeiden.

Komplikationen von seiten der Lunge, des Herzens und Kreislaufes, z. B. Pneumonie, Pleuraempyem, bedrohlicher Kreislaufkollaps, Lungenoedem und dergleichen, waren bei 8 Patienten, das sind 0,5%, verzeichnet. Daß auch bei Recidivoperationen solche Zwischenfälle ein seltenes Ereignis sind, ist wohl der von uns durchgeführten Tendenz zuzuschreiben, gerade vor schwierigen Eingriffen die Patienten besonders gut vorzuuntersuchen und vorzubereiten. Wie schon öfters erwähnt, bewährt sich hier die Zusammenarbeit mit dem Internisten. Viele Patienten mit Recidivstruma haben gerade durch das Strumaleiden erhebliche Herzschäden und Lungenaffektionen erlitten; daß es trotzdem gelingt, in den meisten Fällen die Patienten so vorzubreiten, daß sowohl während als auch nach der Operation keine Komplikationen aus dieser Richtung auftreten, wird durch unsere niedrige Prozentzahl bewiesen.

Altersverteilung der Recidive

Der Besprechung dieser Probleme muß vorangestellt werden, daß in unseren Zusammenstellungen das *Datum und das Alter der Patienten zum Zeitpunkt der Recidivoperation und nicht das Alter beim Beginn der Recidiventwicklung angegeben ist.* Wann wirklich ein

Drüsenrest zu hypertrophieren anfängt und somit die Recidiventwicklung beginnt, läßt sich kaum jemals feststellen; auch der Zeitpunkt der Entdeckung des Recidivs — sei es durch den Patienten selbst oder durch seine Umgebung — ist so verschieden, daß man auf diesen Angaben keine stichhältige Statistik aufbauen kann. Bei unseren Nachuntersuchungen der juvenilen Strumektomierten mußten wir z. B. die Erfahrung machen, daß etwa 30% der Recidivträger sich des neuerlichen Wachstums der Schildrüse gar nicht bewußt waren. Wenn auch der tatsächliche Beginn des Recidivwachstums für alle Schlußfolgerungen die entscheidende Frage wäre, so läßt sich diese wohl nicht beantworten.

Der in unseren Zusammenstellungen festgehaltene Termin der Recidivoperationen hängt überdies noch von folgenden Faktoren ab:

1. von den Beschwerden, die das Recidiv verursacht,
2. von der Mentalität des Recidivträgers bzw. dessen Operationsfreudigkeit,
3. von der Einstellung der beratenden bzw. einweisenden Ärzte.

Alle diese Momente lassen sich nicht auf einen Nenner bringen: sie zeigen nur, wie schwierig es ist, auch nur einigermaßen den Zeitraum zwischen dem Auftreten eines Recidivs und der Operation desselben zu erfassen. Wir haben daher 400 Krankengeschichten, in denen einigermaßen konkrete Angaben über den vom Patienten bemerkten Beginn der Recidiventwicklung enthalten waren, herausgegriffen. Dabei ergab sich, daß die Patienten *im Durchschnitt drei Jahre und 8 Monate von ihrem Recidiv wußten, bevor sie sich zur Operation entschlossen.* Bedenken wir, daß es sich hier in der überwiegenden Mehrzahl um Patienten aus Wien und den umliegenden Bundesländern gehandelt hat — also um eine Bevölkerung, die relativ operationsfreudiger ist als die der rein gebirgigen Gegenden —, so dürfen wir wohl mit einem gewissen Recht annehmen, daß zwischen dem Beginn der Recidiventwicklung und der Operation durchschnittlich 4 bis 5 Jahre liegen. Diesen Zeitraum müssen wir bei all unseren Überlegungen mit einkalkulieren.

Aus unseren Kurven über die Alterszusammensetzung der Recidivoperierten geht vorerst *eindeutig hervor, daß sowohl beim I. als auch beim II. und III. Recidiv die meisten Patienten zwischen dem 40. und 60. Lebensjahr operiert werden mußten.* Die Spitze der Operationshäufigkeit fällt immer in das Alter zwischen dem 46. und 50. Lebensjahr. Gliedern wir z. B. beim I. oder einmaligen Recidiv die Altersstufen prozentuell auf, so sehen wir auf der Tab. 6, daß vor dem 40. Lebensjahr etwa 25%, zwischen dem 40. und 60. Lebensjahr 58% und nach dem 60. Lebensjahr ungefähr 20% der Recidive operiert werden mußten. Diese Zusammenstellung zeigt außerdem,

Alter der Patienten bei der I. Recidiv-Op.
insgesamt 1394 Patienten
Frauen: 1240
Männer: 154
zusammen
Durchschnittsalter:
48,2 Jahre
50,2 Jahre
48,36 Jahre
Anzahl der Patienten in %
Jahre: unter10 11-15 16-20 21-25 26-30 31-35 36-40 41-45 46-50 51-55 56-60 61-65 66-70 71-75 76-80 über80

Abb. 6

Anzahl d. Pat. in %
II. Recidiv — Alter d. Pat. bei der II. Recidiv-Operation:
Frauen: 168
Männer: 23
insges.: 191 Pat.
Durchschnittsalter: 50,47 Jahre
Jahre: 6-10 11-15 16-20 21-25 26-30 31-35 36-40 41-45 46-50 51-55 56-60 61-65 66-70 71-75 76-80 J.

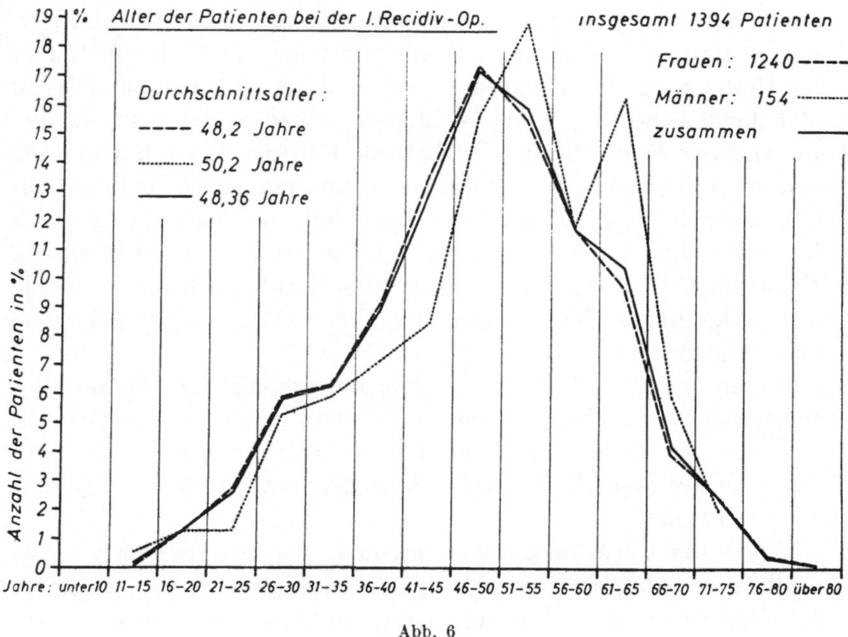

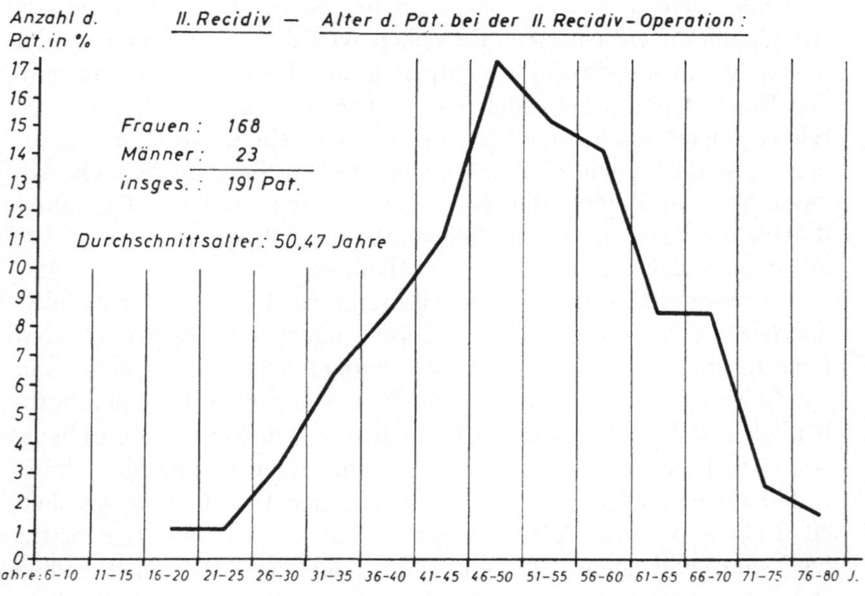

Abb. 7

daß die Altersverteilung bei Männern und Frauen annähernd gleich ist, *daß also der Rhythmus der Recidiventstehung bei beiden Geschlechtern offensichtlich den gleichen Gesetzen unterworfen ist.*

Das *Durchschnittsalter* bei allen Recidivoperationen ist auffallend

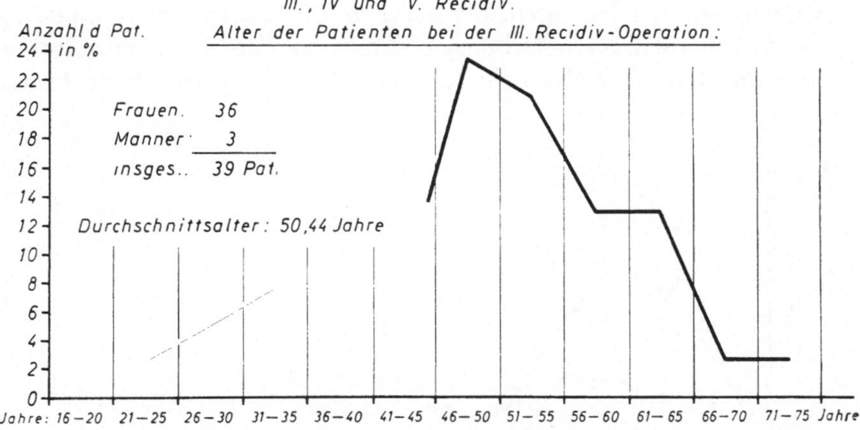

Abb. 8

gleichförmig: I. oder einmaliges Recidiv: Frauen 48,2 Jahre, Männer 50,2 Jahre. II. Recidiv: bei Frauen und Männern 50,5 Jahre. III. Recidiv: bei Frauen und Männern 50,4 Jahre.

Erstes oder einmaliges Recidiv

Betrachten wir, vorläufig ohne Kommentar, die näheren Ergebnisse der einzelnen Untersuchungsreihen: Wie oben angegeben, betrug bei den Frauen das Durchschnittsalter dieser Recidivart 48,2 und bei den Männern 50,2 Jahre.

Tabelle 6. *Alter bei der I. Recidivoperation (1394 Patienten)*

10–20 J.	21–30 J.	31–40 J.	41–50 J.	51–60 J.	61–70 J.	71–85 J.
Weiblich: 1240 Patienten						
17=1,3%	107=8,6%	191=15,4%	483=30,8%	337=27.2%	169=13,6%	36=2,8%
± 0,6	± 1,4	± 2,2	± 2,8%	± 2,6	± 1,9	± 0,9
Männlich: 154 Patienten						
3=1,9%	10=6,5%	20=12,9%	37=24,0%	47=30,5%	34=22,1%	3=1,9%
± 2,2	± 4	± 5,6	± 6,4	± 7,2	± 6,2	± 2,2

Die Zeitspanne zwischen der Erststrumektomie und der Recidivoperation konnten wir infolge der größeren Anzahl der Patienten nach Frauen und Männern und nach dem Zeitpunkt der Erstoperation trennen:

Die ausgezogene Linie auf den Abb. 9 und 10 entspricht den Ergebnissen bei Patienten, die *vor dem 25. Lebensjahr (Gruppe I)* operiert wurden, die unterbrochene Linie, bei Patienten, die *zwischen dem 26. und 50. Lebensjahr (Gruppe II)* und die punktierte Linie,

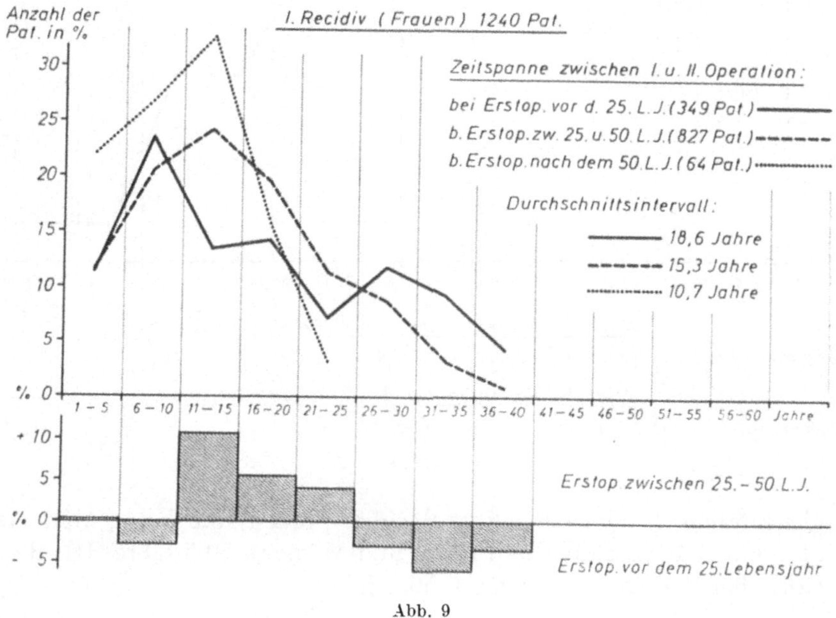

Abb. 9

bei Patienten, die *nach dem 50. Lebensjahr (Gruppe III)* erstmalig operiert wurden und die sich jetzt einer Recidivoperation unterziehen mußten.

Vorerst die Frauen:

1. *In den ersten fünf Jahren* mußten bei Gruppe I etwa 11%, bei Gruppe II ebenfalls 11% und bei Gruppe III etwa 22% an einem Recidiv operiert werden; das heißt, bei den jüngeren Patienten ist die Zahl der notwendigen Recidivoperationen nach diesem kurzen Zeitraum nicht höher, als bei der der älteren Strumektomierten.

2. *Nach 6 bis 10 Jahren* mußten von der Gruppe I 23%, von der Gruppe II etwa 20% und von der Gruppe III 26% nachoperiert werden. Also auch hier keine auffallenden Unterschiede zwischen den einzelnen Gruppen.

3. *Nach 11 bis 15 Jahren* wurden von der Gruppe I nur 13%, von

Gruppe II jedoch 24% und von Gruppe III sogar über 32% an einem Recidiv operiert, das heißt, die Zahl der Recidivoperationen wird in diesem Zeitraum gerade bei den Älteren höher und bleibt auch nach 16 bis 21 Jahren und 21 bis 25 Jahren größer als bei Gruppe I. Dies sagt uns, *daß die Patienten, die nach dem 25. Lebensjahr erstmals strumektomiert wurden, zum Teil sogar schneller mit einem Recidiv zu rechnen haben als die Jüngeren.*

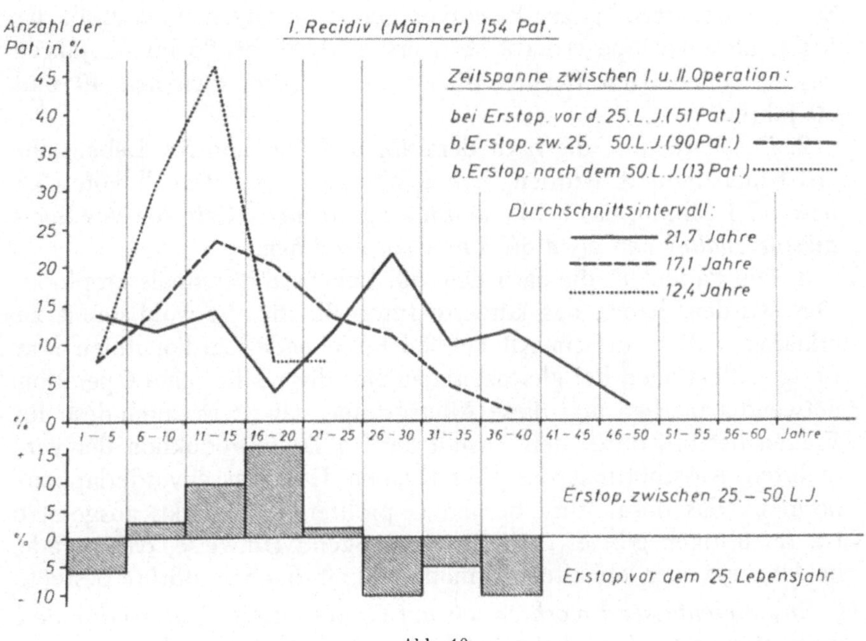

Abb. 10

4. *Erst etwa 25 Jahre* nach der Erststrumektomie überwiegt die Zahl der notwendigen Recidivoperationen bei der Gruppe I. Hier überschneiden sich die Kurven. Dies kommt besonders deutlich durch die graphische Darstellung der Differenzen zwischen den Kurven der Gruppe I und II (am unteren Rand der Abbildungen) zum Ausdruck. Lediglich nach 5 bis 10 Jahren ist also ein kleines Überwiegen der Gruppe I festzustellen; dies dürften die Frauen sein, die durch Graviditäten einem besonders starken Recidivreiz ausgesetzt waren.

Die Durchschnittsintervalle zwischen Erst- und Recidivoperation sind auch: bei Gruppe I 18,6 Jahre, bei Gruppe II 15,3 und bei Gruppe III 10,7 Jahre.

Wie auf Abb. 10 ersichtlich, sind auch beim *männlichen Geschlecht ähnliche Verhältnisse* vorzufinden; hier zeigt sich noch deutlicher, daß gerade die in den Jugendjahren Strumektomierten zum überwiegenden Teil erst nach 20 bis 30 Jahren wieder zur Recidivoperation kommen, während die Patienten, die erst nach dem 25. Lebensjahr strumektomiert wurden, schon viel früher nachoperiert werden müssen.

Vergleichen wir nun Abb. 6 mit der Spitze der Operationshäufigkeit um das 50. Lebensjahr mit den Kurven der Intervalle, so drängen sich folgende Schlüsse auf:

1. Mit Ausnahme einer kleinen Gruppe von Frauen, die relativ rasch nachoperiert werden muß, ist das Intervall der jugendlichen Strumektomierten bis zur Recidivoperation im allgemeinen groß: das heißt, diese Gruppe erreicht eben erst nach 20 bis 25 bis 30 Jahren das besonders zum Recidiv disponierende Alter zwischen 40 und 50 Jahren.

2. Die Patienten, die nach dem 25. und vor dem 50. Lebensjahr erststrumektomiert wurden, haben ein kürzeres Intervall von 15,3 bzw. 17,1 Jahren, das heißt, *sie brauchen weniger Zeit, um das Recidivspitzenalter von etwa 50 Jahren zu erreichen.*

3. Die Patienten, die nach dem 50. Lebensjahr erstmals kropfoperiert wurden, haben das kürzeste Intervall; dies ist wohl damit zu erklären, daß in diesem Alter schon bestehende Cardiopathien und Lungenaffektionen bei gleichzeitigem Recidiv rascher eine Operation notwendig machen und diese Altersgruppe, soweit es zumindest die Frauen betrifft, durch den Ausfall der Follikulinproduktion der vermehrten Ausschüttung des thyreotropen Hypophysenvorderlappenhormons, das bekanntlich besonders proliferierend wirkt, ausgesetzt ist. Im übrigen gibt es nach Klein genügend Hinweise, daß gerade im Alter ein eher lebhafter Hormonumsatz in der Schilddrüse besteht.

Zusammenfassend möchten wir auf Grund unserer Untersuchungen beim einmaligen bzw. beim I. Recidiv glauben, daß unabhängig vom Zeitpunkt der ersten Operation, die Recidivhäufigkeit ihre Spitze um das 50. Lebensjahr erreicht, daß dies zum großen Teil auch gerade für die Strumektomierten zutrifft, die in jugendlichen Jahren operiert werden mußten und somit die weitverbreitete Annahme, daß jugendliche Strumektomierte bald mit einem Recidiv rechnen müssen, in diesem Ausmaß nicht zutrifft.

II. und III. Recidiv

Infolge der kleinen Zahlen konnte hier die Statistik nicht nach Frauen und Männern unterteilt werden. Das Durchschnittsalter bei der zweiten Recidivoperation betrug 50,5, bei der dritten Recidivoperation 50,4 Jahre und ist also praktisch gleich, wie bei der ersten Recidivoperation. Auch die Häufigkeitsspitze wurde zwischen dem 45. und 50. Lebensjahr gefunden. Die Zeitspannen zwischen den

II. Recidiv – Alter der Patienten bei der I., II. u. III. Operation:
bei der I. Operation
bei der II. Operation
bei der III. Operation
Durchschn.-Alter:
27,75 Jahre
38,74 Jahre
50,47 Jahre
Anz d Pat. in %
Frauen: 168
Männer: 23
insgesamt: 191 Pat.
Jahre: 6–10 11–15 16–20 21–25 26–30 31–35 36–40 41–45 46–50 51–55 56–60 61–65 66–70 71–75 76–80 J

Abb. 11

II. Recidiv — Zeitspanne zwischen I. u. II., II. u. III. Operation:
zwischen I. u. II. Operation
zwischen II. u. III. Operation
Durchschn.-Zeit:
10,9 Jahre
11,6 Jahre
Anz d Pat. in %
Frauen: 168
Männer: 23
insgesamt: 191 Pat.
3 Pat. ohne Altersan= gabe
Jahre: 1–5 6–10 11–15 16–20 21–25 26–30 31–35 36–40 41–45 46–50 51–55

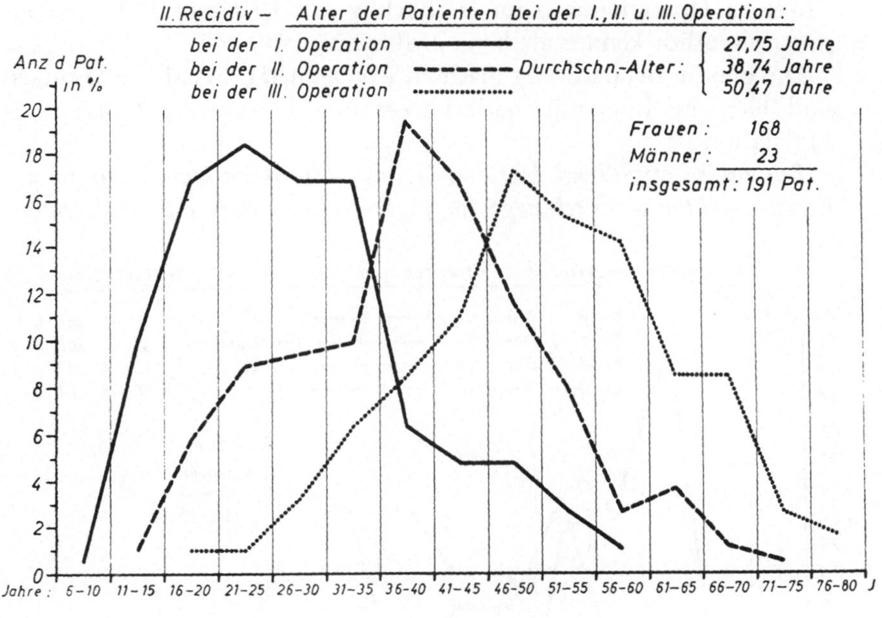

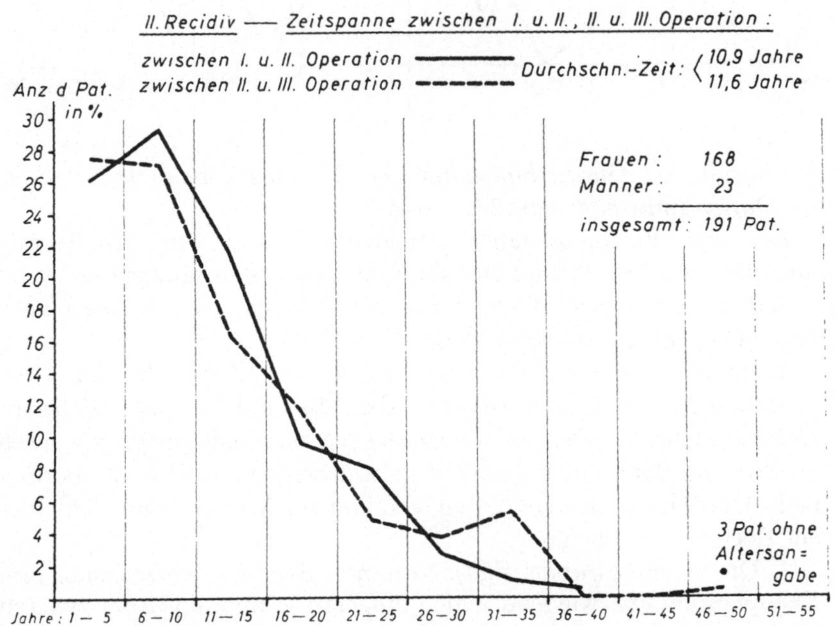

Abb. 12

einzelnen Operationen beim II. Recidiv mit 10,9 und 11,6 Jahren, sind wesentlich kleiner als beim I. Recidiv.

Die gleiche Beobachtung machten wir beim III. Recidiv, allerdings sind hier die Intervalle noch kürzer und betrugen 7,0, 8,5 und 11,3 Jahre.

Besonders auffallend bei den II. und III. Recidiven ist, daß die Erststrumektomie durchwegs im jugendlichen Alter stattfand (beim

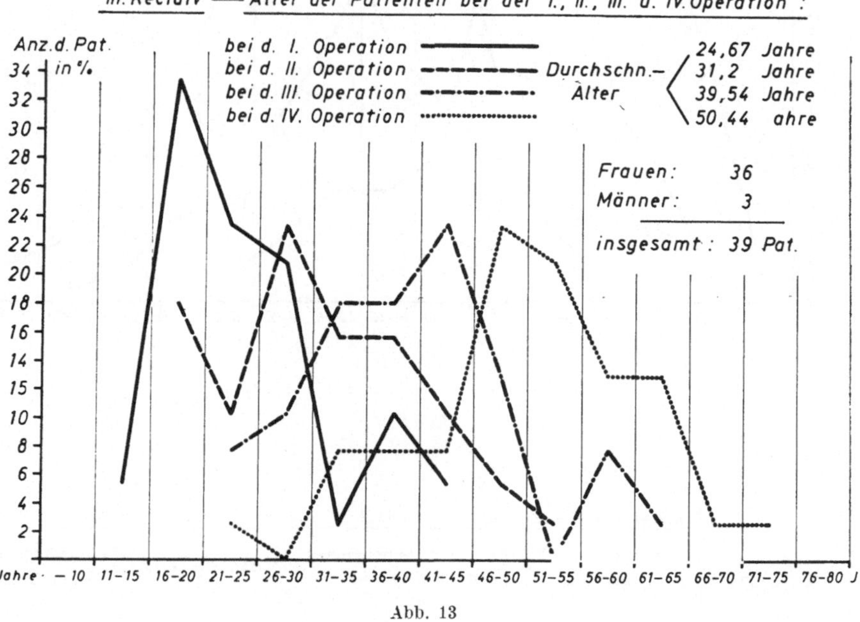

Abb. 13

II. Recidiv im Durchschnittsalter von 27 Jahren, beim III. Recidiv im Durchschnittsalter von 24 Jahren).

Die letzte Recidivoperation war allerdings auch beim III. Recidiv im Alter zwischen 45 und 50 Jahren am häufigsten notwendig.

Auf Grund unserer Untersuchungen glauben wir, zwischen zwei Patientengruppen unterscheiden zu können:

1. Strumektomierte, die unabhängig vom Zeitpunkt der Erstoperation in den Jahren zwischen dem 40. und 50. Lebensjahr ihr *einmaliges Recidiv* bekommen, deswegen nochmals operiert werden müssen und dann auf Lebenszeit geheilt erscheinen. Erst die hormonelle Umstellung in den Jahren vor und im Klimakterium ließ hier ein Recidiv entstehen.

2. Die zweite *Gruppe, die mehrfachen Recidive,* verzeichnen ihre Erstoperation überwiegend in den jüngeren Jahren (45% der zweiten Recidive wurden vor dem 25. Lebensjahr und 61% der dritten Reci-

dive im gleichen Alter erststrumektomiert!). Diese Patienten bekommen nach relativ kurzen Intervallen immer wieder ihr Recidiv, so daß hier wohl eine ausgeprägte Recidivneigung zum Ausdruck kommt.

Beim mehrfachen Recidiv könnte die ausgesprochene Recidivneigung durch folgende Faktoren geklärt werden:

1. Durch eine an sich immer schon vorhandene und gleichbleibende minderwertige Schilddrüsenanlage,

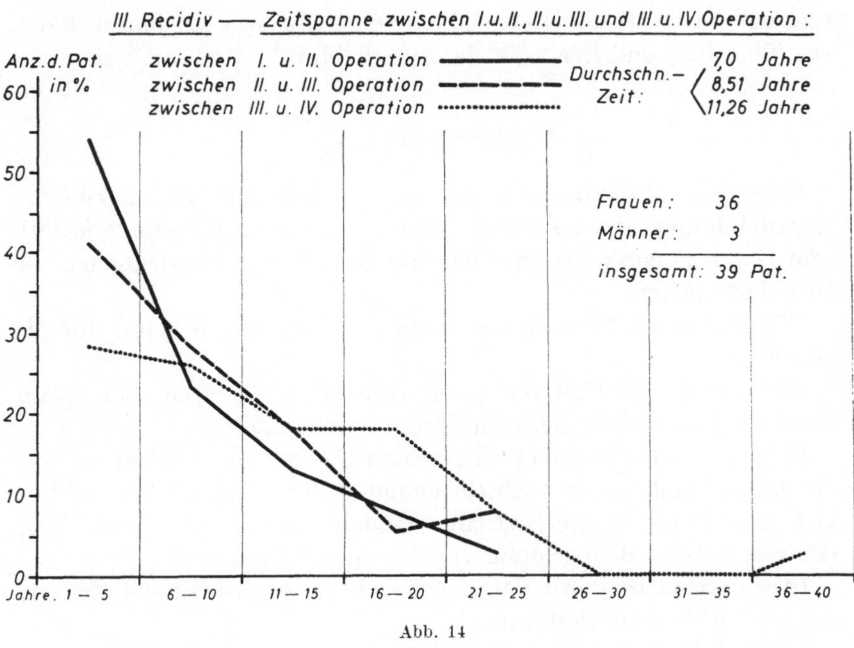

Abb. 14

2. durch wiederholte Belastungen der Schilddrüse bzw. der Resektionsreste durch hormonelle Schwankungen und Mehrbelastungen in der Gravidität, Laktation und später im Klimakterium.

3. Durch operationstechnische Mängel: eine zu radikale Operation bzw. Resektion bei der Erststrumektomie kann die Korrelation zwischen Schilddrüse und Hypophyse so stören, daß sie in jeder kritischen Phase einer Mehrbelastung ein Recidivwachstum auslösen kann.

4. Durch eine ausgesprochene Proliferationsneigung, die zu einer malignen Degeneration führen kann.

Vergleichen wir unsere Beobachtungen mit denen anderer Autoren (Dubs, Klose und Hellwig, Epple u. a.) so zeigt sich, daß die Ergebnisse zum Teil erheblich abweichen. Epple fand z. B. in seinem Krankengut (292 Patienten mit Recidiven) ein Maximum an Recidivoperationen zwischen dem 25. und 35. Lebensjahr. Danach sanken seine Zahlen gleichmäßig ab. Auch das durchschnittliche Intervall zwischen Erst- und Recidivoperation mit 10,5 bei Frauen und 10,9 Jahren bei den Männern ist in seiner Zusammenstellung kürzer als bei unseren Patienten. Bemerkenswert ist dagegen eine auch von ihm gemachte Beobachtung, daß ein kleiner Häufigkeitsgipfel an Recidivoperationen noch nach 24 Jahren nach der Erstoperation auftrete. Es ist vielleicht noch interessant, daß das größte, von uns beobachtete Intervall zwischen Erst- und Recidivoperation 58 Jahre betrug. Dieses Intervall übertrifft die Höchstzahlen von GERMANIER (25 Jahre), BRUNNER (30 Jahre) und EPPLE (36 Jahre) erheblich.

Pathophysiologie

Bevor wir auf die Besprechung der Faktoren eingehen, die zu einer Recidivbildung führen können, erscheint es uns richtig, einige *historische Daten* herauszugreifen, die unseren späteren Überlegungen die Grundlage geben.

1819 beschrieb COINDET die spezifische Wirkung des Jod auf die Schilddrüse.

1840 wird von BASEDOW ein Bericht über die nach ihm später benannte Erkrankung der Schilddrüse veröffentlicht.

1844 gibt RÖSSNER seiner Überzeugung Ausdruck, „daß es sich bei der Jodwirkung um eine Abschwemmung der im Kropf befindlichen klebrigen Masse in die Blutbahn handeln müsse“. (Ein erstmaliger Hinweis auf die Beobachtung von Form und Funktion!)

1876 erkennt BILLROTH, daß das Kolloid unter dem Einfluß des Jod aus der Drüse resorbiert wird.

1883 schildern REVERDIN, KOCHER und GARRE als „unfreiwilliges Experiment der Chirurgie“ den postoperativen Zustand des Myxoedem bzw. der Kachexia strumi-priva (schon 1854 von SCHIFF angedeutet).

Darauf aufbauend, führt VON EISELSBERG um die Jahrhundertwende seine Versuche über den Drüsenausfall durch.

1881 berichtet REHN über die Heilung von 4 Basedowfällen durch Operation (das ist der Beweis für die Abhängigkeit der Krankheitssymtome von der Struma).

1885 wies BAUMANN den Jodgehalt der Schilddrüse nach.

1891 behandelt MURRAY eine Patientin mit Myxoedem mit Schilddrüsensekret.

1912 geht aus Tierversuchen ENGELHORNS hervor, daß der Wegfall der Follikelreifung, z. B. in der Schwangerschaft und im Klimakterium, eine Hyperaktivität und Vergrößerung der Schilddrüse hervorruft.

1912 faßt WEGELIN die bisherigen Ergebnisse zusammen und legt die Wirkung des Schilddrüsenhormons auf das Wachstum, die Differenzierung der Gewebe, den Stoffwechsel und das Nervensystem dar.

1914 wird von KENDALL das Thyroxin als wirksames Schilddrüsensekret dargestellt und analysiert.

1915 stellt HUNZIKER die Jodmangeltheorie für die Entstehung des Kropfes auf (1850 bereits von CHATIN angedeutet).

1912 bis 1928 erforscht BREITNER aus der Schule EISELSBERG die Tätigkeit der Schilddrüse und stellt als wichtige funktionelle Komponente die Tätigkeit und Leistung der Drüse als zwei verschiedene Faktoren einander gegenüber.

1923 beschreiben GOLD und ORATOR das gewebliche Bild der juvenilen Struma als hochaktiven Strumatypus.

1920 bis 1925 entstehen grundlegende Arbeiten über die Kropfentstehung und Kropfprophylaxe auf Basis der Jodmangeltheorie. Die Jodsalzprophylaxe setzt sich in der Schweiz durch, in Österreich zeigen sich hoffnungsvolle Ansätze (HUNZIKER, EGGENBERGER, ROUX, BIRCHER, WAGNER-JAUREGG, WEGELIN u. a.).

1932 wurden die Zusammenhänge zwischen Hypophyse und Schilddrüse durch die Darstellung des „thyreotropen Hypophysenvorderlappenhormons“ durch LOEB geklärt. Seine Ergebnisse sind für unser Recidivproblem so wichtig, daß die Art und Weise, wie er das Problem in seiner ganzen Bedeutung erfaßt und prägnant formuliert hat, auch heute, nach fast 30 Jahren, noch so aktuell ist, daß wie sie wörtlich zitieren wollen:

„Aus unseren früheren sowie aus diesen neuen Versuchen können wir folgern, daß das Schilddrüsenhormon die Tätigkeit der Thyreoidea hemmt und umgekehrt der Hypophysenvorderlappen die Schilddrüse zur Tätigkeit anregt. Der Schluß ist daher naheliegend, daß Hypophysenvorderlappenextrakt und Schilddrüsenhormon in entgegengesetzter Richtung auf dieses Organ wirken. Doch erlauben die hier dargelegten Verhältnisse noch einige weitgehende Folgerungen bezüglich der die Schilddrüse regulierenden Mechanismen. Während das der Thyreoidea zugeführte Rohprodukt, das Jod, die Schilddrüse reizt und zur Tätigkeit anregt, hat das fertige Produkt, das Schilddrüsenhormon, die entgegengesetzte Wirkung; es hemmt die Schilddrüsentätigkeit. Die Schilddrüse stellt daher einen sich durch ihre Tätigkeit selbst hemmenden und daher selbst regulierenden Mechanismus dar. Je tätiger die Drüse ist, desto mehr hemmende Substanz wird produziert, welche die Ansprechbarkeit dieses Organs für die verschiedenen Reize, die auf dasselbe wirken, herabsetzt. Je stärker z. B. die Schilddrüse unter dem Einfluß der Hypophyse zur Tätigkeit angeregt wird, desto stärker wird die bremsende Wirkung des überschüssigen Thyreoidalhormons auf dieses Organ werden. Es ist möglich, daß die allmähliche Abnahme der stimulierenden Wirksamkeit des Hypophysenextraktes und der Jodsalze auf die Schilddrüse, die wir oben besprochen haben, teilweise auf dieser Überproduktion von Thyreoidalhormon beruht. Doch spielen hierbei auch andere Faktoren eine Rolle. Ferner ist es vielleicht auch zum Teil der Wirksamkeit des Thyreoidalhormons zuzuschreiben, daß nach Aussetzen der Reizung durch Hypophyse und Jod, die Schilddrüse so schnell auf ihren früheren Gleichgewichtszustand zurückkehrt. Falls nun die Quantität der aktiven Schilddrüsensubstanz verringert wird, wie dies nach Exstirpation eines Teiles dieses Organes stattfindet, so wird auch die hemmende Wirkung des Hormons herabgesetzt und hiermit der Antagonist des Hypophysenvorderlappens geschwächt: und so kann unter diesen Bedingungen die Drüse hypertrophieren. Es dürfte wohl beim Zustandekommen der kompensatorischen Hypertrophie der Hypophysenvorderlappen beteiligt sein ..."

Gross und Leblond berichten 1951 erstmalig von einer jodhaltigen organischen Verbindung in der Schilddrüse, die dann 1952 als L-3-5, 3-Trijodthyronin identifiziert wird. Diesem sogenannten zweiten Schilddrüsenhormon wird eine vier- bis fünffach stärkere Wirkung als dem Thyroxin zugesprochen.

Fassen wir all diese Erkenntnisse zusammen, so wissen wir heute, daß die Schilddrüsenfunktion sowie bei Störung derselben die Kropfentstehung von folgenden Faktoren abhängig ist:

1. Von dem Zusammenwirken der innersekretorischen Organe, wie Schilddrüse, Hypophyse und Ovarien. 2. Vom Jodangebot bzw. Jodstoffwechsel. 3. Von exogenen Einflüssen, wie nervöse und körperliche Belastung, Sauerstoffmangel, Vitaminmangel u. a. 4. Alle diese Faktoren können einzeln oder auch kombiniert wirksam werden.

Übertragen wir dieses Wissen auf die *Frage der Recidivbildung*, so ergeben sich folgende Gesichtspunkte: Recidivgefährdet müssen Patienten sein, die 1. über ein Zuwenig an hormonproduzierendem Gewebe verfügen, 2. sich im Stadium hormoneller Umstellung befinden, 3. unter Umweltbedingungen weiterleben, die der Schilddrüse nicht genügend Material zum Aufbau von Thyroxin liefern, oder die aus anderen Ursachen kropffördernd wirken.

Zu 1.: Zum Verständnis der Grundlagen des pathologischen Geschehens, das durch den Mangel an hormonproduzierendem Gewebe ausgelöst wird — ein Wechselspiel zwischen Thyroxin und thyreotropen Hormon —, haben wir oben ausführliche Erkenntnisse von Loeb zitiert.

Zu 2.: Treffen genitalhormonelle Umwälzungen auf eine minderwertige Schilddrüse, so entsteht in besonderem Maße eine Reaktion im Sinne einer Hyperplasie. Nun ist eine resezierte Schilddrüse zweifellos oft als „minderwertig" anzusehen. Fällt daher die Resektion in eine solche Phase genitalhormoneller Umstellungen, dann ist die Gefahr eines Recidivwachstums besonders groß. Dies gilt

a) *für die juvenile Struma:* nach Breitner, Gold und Orator ein hochaktives Schilddrüsengewebe ohne Hormonreserven, das den gesteigerten Hormonansprüchen des jugendlichen Organismus gerecht zu werden versucht!

b) *Für die Struma der schwangeren Frau:* An sich verursacht jede

Gravidität durch den Wegfall der Follikelreifung eine Hyperfunktion der Schilddrüse (ENGELHORN, und FRÖHLICH). Eine minderwertige Thyreoidea bzw. ein Schilddrüsenrest ohne genügend Thyroxinproduktion reizt die Hypophyse noch mehr zur Ausschüttung von thyreotropem Hormon und die Proliferationstätigkeit setzt ein. Als anatomische Auswirkung ergibt sich eine Zunahme des Volumens. Auch in der Laktation ist die Ovarialtätigkeit noch gehemmt und man findet teilweise noch reichlich Speichersekret (BREITNER); erst nach Einsetzen der Ovarialfunktion = Follikulinabgabe, erfährt die Schilddrüse eine Enthemmung im Sinne einer Ausschwemmung.

c) Ein ähnlicher Vorgang — an sich allerdings irreversibel — spielt sich in der Schilddrüse bzw. in den *Schilddrüsenresten im Klimakterium ab.* Durch das Fehlen des Follikelhormons überwiegt wieder das thyreotrope Hormon und es ist vermehrt im Blut anzutreffen. Die Folge ist wieder eine Proliferationstendenz, die sich im Endemiegebiet bei minderwertiger Schilddrüsenfunktion in Form von Kropf- bzw. Recidivbildung auswirkt.

Zu 3.: *Ein nicht unerheblicher Prozentsatz der Recidive entsteht in Altersstufen, die man nicht in die eben drei genannten Gruppen einreihen kann.* Die Ursache für die Recidiventstehung ist ja wohl in den gleichen Faktoren zu suchen, die auch bei der Bildung von Primärkröpfen eine Rolle spielen.

Nach RICHARD sind dies 1. die Intensität der Endemie, 2. die Art der Operationstechnik und 3. die Art der Recidivprophylaxe.

Wenn wir die Jodmangeltheorie berücksichtigen, so „lebt" ja der Schilddrüsenrest nach der Strumektomie an sich unter den gleichen Bedingungen wie vor der Kropfbildung bzw. Operation weiter. Treten die gleichen Anforderungen von seiten des Organismus an ihn heran und ist das Angebot an Aufbaustoffen für das notwendige Hormon nicht größer geworden, so müßte es automatisch zu einer neuerlichen Proliferation und zum Recidiv kommen. Daß dies nur bei einem Teil der Patienten der Fall ist, stellt uns hier vor die gleiche, bisher nicht beantwortete Frage, warum nämlich in einem Endemiegebiet nicht alle Schilddrüsen kropfig entarten, auch wenn ihre Träger unter den gleichen sozialen und gesundheitlichen Verhältnissen leben. Wir können hier nur annehmen, daß es eben einem Teil der Schilddrüsen der Bevölkerung gelingt, mit dem Fehlen von gewissen Aufbaustoffen, z. B. dem Jod, irgendwie fertig zu werden.

Schilddrüsenreste nach Strumektomien, das heißt, nach schon einmal strumös entarteter Schilddrüse müssen aber nach wie vor zumindest sehr labil bleiben.

Es drängt sich hier die Frage auf, ob die rein mechanische Reduktion des überschüssigen Drüsengewebes mit entsprechender Drosselung der Blutzufuhr nicht doch auch physiologische Normalisierungsfaktoren auslöst — und die Erfahrung gibt uns in vielen Fällen recht.

Was leistet eine lege artis ausgeführte Strumektomie?

1. *Euthyreote Strumen* werden durch die Resektion auf normale Schilddrüsengröße nicht aus dem funktionellen Gleichgewicht gebracht, wenn auch das Jodbindungsvermögen für einige Wochen absinkt. Die Entfernung von Adenomknoten wirkt sich für das umliegende diffuse Gewebe als reine mechanische Entlastung sicher günstig aus (Urban u. a.). Außerdem bedingt eine Trachealeinengung und der Druck gegen die Halsgefäße und das obere Mediastinum direkt oder indirekt einen Sauerstoffmangel, somit nach Breitner, Duerst u. a. eine Herabsetzung des Stoffwechsels; der Sympathicotonus sinkt, der Vagotonus steigt, das Sekretbedürfnis des Organismus nimmt ab, das Schilddrüsensekret wird gespeichert und ein weiteres Kropfwachstum ist gegeben. Diesen Circulus vitiosus durchschlägt die Strumektomie und schafft dem Schilddrüsenrest günstigere Bedingungen zur Hormonproduktion.

2. *Hyperthyreosen und Basedowstrumen,* wenn sie keine stärkere mechanische Komponente aufweisen, können medikamentös behandelt werden. Trotzdem stehen auch auf diesem Gebiet besonders erfahrene Internisten, wie z. B. Fellinger, letzten Endes auf dem Standpunkt, daß solche Fälle, besonders wenn sie cardiovasculäre Symptome haben, operiert werden sollen. Hier geht die rein mechanische Reduktion mit dem Messer an der Frage der Aetiologie anscheinend vorbei. Und trotzdem gelingt es uns damit, die Mehrzahl gerade dieser Über- oder Dysfunktionen zu heilen, da der Eingriff direkt an dem ausführenden Organ erfolgt.

3. *Genuine Hypothyreosen* sind nach aller Erfahrung nur sehr schwer zu beeinflussen. Auch hier entstehen besonders bei jugendlichen Patienten in vielen Fällen durch das Setzen eines Traumas (Wagner-Jauregg) und die Beseitigung der inaktiven degenerierten Adenome deutliche Besserung im Sinne einer Funktionssteigerung (siehe Kapitel Indikationsstellung, Seite 25).

Die Strumektomie hinterläßt also an sich Faktoren, die recidivverhütend sind:

a) Durch die Beseitigung der Stenose der Luftwege, Zufuhr von genügend Sauerstoff, um den Sympathicotonus zu steigern und

b) Drosselung der Blutzufuhr und somit Verhinderung von überreichlichem Blutangebot.

Bei einem Teil der Kropfoperierten genügen offensichtlich diese

Momente, um für den Rest des Lebens eine normale Schilddrüsenfunktion zu gewährleisten und um ein Recidiv zu verhindern. Bei dem anderen Teil besteht in jedem Moment des Lebens bei Auftreten irgendeiner zusätzlichen Belastung die Möglichkeit des neuerlichen Beginns eines Kropfwachstums.

Die Erkenntnisse über den Aufbau des Schilddrüsenhormons und den Jodstoffwechsel sowie die Folgerung daraus haben hier neue Aspekte ergeben. Die Eigenschaft des Jod „eine pathologische Schilddrüsenfunktion jeweils im Sinne einer Normalisierung zu beeinflussen (Loeb)" eröffnete für die postoperative Recidivprophylaxe enorme Möglichkeiten. *Durch Jodzufuhr gelingt es:*

1. allen Schilddrüsenresten nach Resektion einer Struma im hyperaktiven Stadium (Pubertät, Gravidität und im Klimakterium) genügend Aufbaumaterial zu geben, um die natürlich unmittelbar nach der Resektion noch immer hyperaktiven Reste (als Zeichen einer bestehenden Unfähigkeit genügend Hormon zu produzieren) zu normalisieren und ihnen zu helfen, genügend Thyroxin zu bilden.
2. Dem Schilddrüsensekret nach Über- oder Unterfunktion entweder die Kolloidspeicherung in normalen Grenzen zu ermöglichen oder die Kolloidausschwemmung anzuregen — in beiden Fällen also zu normalisieren.
3. Den Schilddrüsenrest nach euthyreoter Struma jederzeit in die Lage zu versetzen, zusätzliche Belastungen des Parenchyms in Form von weiterbestehendem Jodmangel, anderen exogenen Noxen oder dem Eintreten von genitalen Umstellungen kompensieren zu können.

Als noch sehr unklares Problem erscheinen die *Wechselbeziehungen zwischen den männlichen Keimdrüsen, der Schilddrüse und der Hypophyse.* Gerade aber die Tatsache, daß auch bei den Männern die Recidivspitze in die Lebensjahre fällt, in denen die Frauen in das Klimakterium kommen, rückt diese Frage in den Vordergrund. Wohl hat man im Tierexperiment eine funktionelle Beziehung zwischen Gonaden und Schilddrüse nachgewiesen (Reinecke und Solimann), und Kuppermann und Mitarbeiter berichten über günstige Wirkungen des Trijodthyronin bei Hypogonadismus; sichere Erkenntnisse auf diesem Gebiet liegen im Gegensatz über die Zusammenhänge zwischen Ovarien, Schilddrüse und Hypophyse noch nicht vor. Wahrscheinlich spielt hier die Hypophyse die primäre Rolle.

Die Forschungen über die Ursachen der Recidiventwicklung verlagern sich zunehmend auf das Gebiet der Beziehungen der innersekretorischen Organe unter sich und es wird Sache der Chirurgen sein, sich laufend über die diesbezüglichen Erkenntnisse zu informieren, um auf dem Gebiete der Recidivverhütung ihren Teil beizutragen.

Art der Recidive

Im Sprachgebrauch unterscheidet man zwei Arten von Recidiven:

1. eine Strumabildung, die aus einem Schilddrüsenrest nach Kropfresektion entstanden ist und die heute durchwegs als *„echtes oder lokales Recidiv“* bezeichnet wird,

2. ein Strumawachstum, das sich in einem bei der vorangegangenen Operation unberührt belassenem Schilddrüsenlappen entwickelt hat.

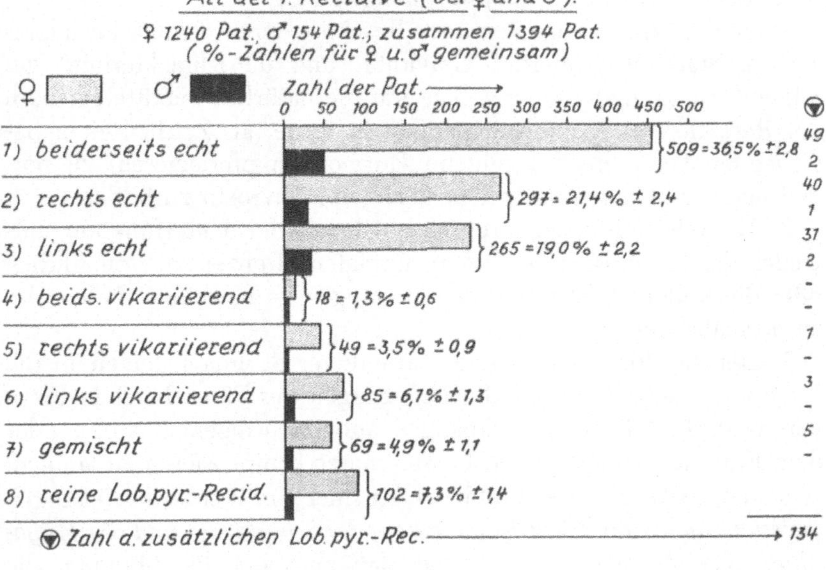

Abb. 15

Enderlen hat diese Art als „falsche Recidive“, Just als „kompensatorische“ bezeichnet, während Kopf für den Ausdruck *„vikariierend“* plädiert.

Diese Trennung wird mit Recht verschiedentlich abgelehnt (Breitner u. a.), weil ja das Recidivgeschehen und die funktionellen Momente, die zur Recidivbildung führen, bei jedem Recidivwachstum im Prinzip die gleichen sind. In der Praxis, vor allem operationstechnisch und im Hinblick auf die Komplikationshäufigkeit, hat sich jedoch diese Unterscheidung bewährt.

In unserem Krankengut hatten wir 78,6% echte, 9,4% vikariierende, 4,4% gemischte (einseitig echt und einseitig vikariierend) Seitenlappenrecidive und 7,4% reine Lobus-pyramidalis-Recidive zu verzeichnen.

Tabelle 7. *Art der Recidive*

		I. Recidiv 1394 Pat. [1]	II. Recidiv 191 Pat. [1]	III. Recidiv 39 Pat.	IV. Recidiv 8 Pat.	V. Recidiv 2 Pat.	Zusammen 1634 Patienten [2]	
Echt		1071 = 76,8%	168 = 87,9%	38 = 97,4%	7	2	1286 = 78,6%	
	beidseitig	509 **51**	66 **12**	11 **2**	—	1 **1**	587 = 35,9%	
	rechts	297 **41**	47	9 **1**	4	—	357 = 21,7%	
	links	265 **33**	55 **7**	18 **2**	3	1	342 = 20,9%	
Vikariierend		152 = 10,9%	2 = 1,05%	—	—	—	154 = 9,4%	
	beidseitig	18	1 **1**	—	—	—	19 = 1,1 %	
	rechts	49 **1**	—	—	—	—	49 = 2,9%	
	links	85 **3**	1	—	—	—	86 = 5,3%	
Gemischt einseitig echt einseitig vikar.		69 **5** = 4,9%	2 = 1,05%	—	1	—	72 = 4,4%	
Reine Lobus-pyramid. Recidive		102 = 7,3%	18 = 9,4%	1	—	—	121 = 7,4%	281 = 17,2%
Zusätzliches Lobus-pyramid.-Recidiv zu Seitenlappen-Recidiv		**134** = 9,6%	**20** = 10,4%	**5**	—	**1**	160 = 9,8%	

[1] 1 Fall ungeklärt. [2] 2 Fälle ungeklärt. Ziffern in Fettdruck: Zusätzlich Lobus-pyramidalis-Recidive.

Wenn auch das vikariierende Recidiv zahlenmäßig mit 9,4 gegenüber dem echten anscheinend in den Hintergrund tritt, müssen wir doch noch die 4,4% gemischter Recidive und einen Großteil der Lobus-pyramidalis-Recidivneubildungen dazu rechnen: es sind somit ungefähr 20% von allen Recidiven, die in bisher unberührt belassenen Schilddrüsen- bzw. Kropfanteilen entstanden sind.

Wenn Kocher 1917 in einem Rückblick auf die 50jährige Geschichte der Kropfchirurgie erklärt, daß auf technischem Gebiet keine weiteren

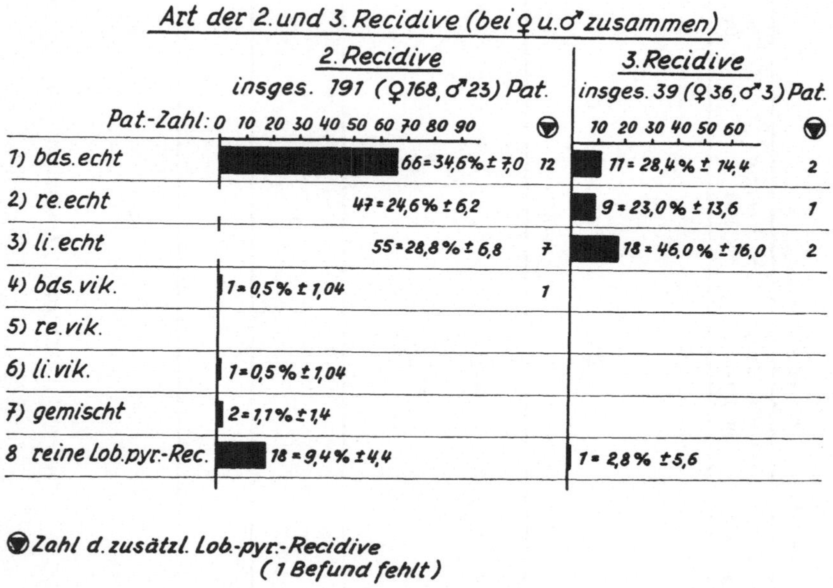

Art der 2. und 3. Recidive (bei ♀ u. ♂ zusammen)

	2. Recidive insges. 191 (♀168, ♂23) Pat.	●	3. Recidive insges. 39 (♀36, ♂3) Pat.	●
Pat.-Zahl:	0 10 20 30 40 50 60 70 80 90		10 20 30 40 50 60	
1) bds. echt	66 = 34,6% ± 7,0	12	11 = 28,4% ± 14,4	2
2) re. echt	47 = 24,6% ± 6,2		9 = 23,0% ± 13,6	1
3) li. echt	55 = 28,8% ± 6,8	7	18 = 46,0% ± 16,0	2
4) bds. vik.	1 = 0,5% ± 1,04	1		
5) re. vik.				
6) li. vik.	1 = 0,5% ± 1,04			
7) gemischt	2 = 1,1% ± 1,4			
8 reine Lob. pyr.-Rec.	18 = 9,4% ± 4,4		1 = 2,8% ± 5,6	

● Zahl d. zusätzl. Lob.-pyr.-Recidive
(1 Befund fehlt)

Abb. 16

Fortschritte in der Kropfchirurgie mehr zu erwarten sind, so tat er dies noch unter dem Eindruck der Reaktion auf die Kachexia strumipriva, also der Tendenz, möglichst viel Schilddrüsengewebe zu erhalten und möglichst wenig Gefäße zu ligieren. Die bisher klassischen Grundsätze der einseitigen Enucleationsresektion wurden im Hinblick auf die große Zahl der vikariierenden Recidive (in älteren Statistiken von Brunner, Monnier u. a. dominiert diese Art von Recidiven!) durchbrochen. Die grundsätzlich doppelseitige Resektion und weitgehende Blutdrosselung setzte sich gegenüber der einseitigen Resektion immer mehr durch, und damit nahm die Zahl der vikariierenden Recidive wirklich ab. Wenn man allerdings glaubte, daß damit das Recidivproblem gelöst sei, so zeigte sich bald, daß diese Auffassung irrig war (Klose und Hellwig). Die Recidivzahlen wurden zwar geringer, aber der Anteil der echten Recidive nahm relativ zu.

Die echten Recidive, also nach ausgeführter Resektion, sind mit 78,6% in unserem Krankengut überwiegend und somit allgemein *das* Problem der Operationstechnik geblieben.

Beim I. Recidiv war das zahlenmäßige Verhältnis der *beiderseitig* durchgeführten Resektion zu den nur einseitigen Eingriffen 4 : 5. Die beiderseitigen Resektionen nehmen beim mehrfachen Recidiv an Zahl weiter ab. Warum bei der Mehrzahl der echten Recidive nur eine Seite recidiviert, läßt sich schwer erklären, es sei denn, wir nehmen an, daß bei der vorangegangenen Operation technische Mängel unterlaufen sind, oder verschiedene Operationsmethoden angewandt wurden. Ob z. B. eine zu radikale Operation auf der einen Seite ein Recidivwachstum auf der gleichen oder gegenüberliegenden Seite auslöst, wird sich kaum jemals wirklich entscheiden lassen.

Histologie

Die Ansicht Monniers, daß nicht sosehr die Methode der Operation als vielmehr die Art des Kropfgewebes für das Zustandekommen eines Recidivs verantwortlich zu machen ist, hat zahlreiche Untersuchungen in dieser Richtung ausgelöst. An größeren Arbeiten sind hier die Zusammenstellungen von Hotz, Dubs, Enderlen, Klose und Hellwig, Epple hervorzuheben. Hotz hält die diffuse und kleinknotige Kolloidstruma für besonders recidivdisponiert, während übereinstimmend die reine Struma cystica als Typ bezeichnet wird, der weniger die Tendenz zu einem postoperativen Wachstum aufweist. Auch Klose und Hellwig fanden in ihrem Krankengut der Recidivstrumen überwiegend den kleinknotigen Typus. Außerdem wird betont, daß das histologische Bild der Recidivstruma fast genau dem der Erststrumektomie entspricht (Breitneer, Epple, Hedinger); demgegenüber stehen allerdings auch andere Beobachtungen, wie z. B. die von Flörcken, daß die ersten und zweiten histologischen Befunde absolut nicht übereinstimmen müssen.

Daß aber die *adenomatöse Struma unter den Recidiven eine dominierende Rolle spielt,* zeigte sich bei allen diesbezüglichen Untersuchungen.

Betrachten wir vorerst die in unseren Zusammenstellungen ausgewerteten histologischen Befunde der Recidivstrumen, so ergab sich, daß

1. 48,1% aller Recidive aus rein knotigem Gewebe bestanden,
2. 27,0% teils adenomatös, teils diffus waren und
3. 23,3% rein diffusen Charakter aufwiesen.

Demnach ist auch in unserem Krankengut die adenomatöse Recidivstruma vorherrschend, jedoch der rein diffuse Typus mit 23% immerhin nicht selten. Interessant ist, daß auch beim mehrfachen Recidiv der diffuse Kropf prozentuell nicht seltener wird, wie dies z. B. auch EPPLE beobachtet hat.

Bei unseren „eigenen“ Recidiven hatten wir die Möglichkeit, die histologischen Befunde der ersten und zweiten und in drei Fällen

Tabelle 8. *Histologische Befunde*

	Adenomatös	Diffus und adenomatös	Diffus	Sonstiges	Ohne Befund
I. Recidive (1394 Pat.)	660 = 47,3% ± 2,8	384 = 27,5% ± 2,5	333 = 23,9% ± 2,2	5	12
II. Recidive (191 Pat.)	109 = 57,0% ± 7,2	45 = 23,6% ± 6,0	32 = 16,7% ± 5,4	3	2
III. Recidive (39 Pat.)	12 = 30,8% ± 15,0	10 = 25,6% ± 13,2	15 = 38,6% ± 13,6	1	1
IV. Recidive (8 Pat.)	5	1	1	—	1
V. Recidive (2 Pat.)	1	—	1	—	—
(1634 Pat.)	787 = 48,1% ± 2,8	440 = 27,0% ± 2,4	382 = 23,3% ± 2,2	9 = 0,5% ± 0,36	16 = 1,1% ± 0,52

auch der dritten Operation zu vergleichen. Insgesamt wurden 128 Recidivoperationen bei 117 Patienten durchgeführt. Vier histologische Befunde mußten wir ausscheiden, weil darin zum Ausdruck kam, daß die Gutartigkeit des Recidivs nicht mehr ganz sicher war. Fünf histologische Befunde fehlten.

Bei 77 Fällen von Seitenlappenrecidiven und bei 34 Patienten mit reinem Lobus-pyramidalis-Recidiv ergab sich beim Vergleich der histologischen Befunde der Präparate nach der Erst- und Zweitoperation folgendes:

1. Die Zahl der primär rein diffusen Strumen, die wieder diffus recidivierten, war mit 11,7% relativ gering. Bei den entsprechenden Lobus-pyramidalis-Recidiven war diese Relation etwas häufiger anzutreffen.

2. Nach einer primär diffusen Struma recidivierten 18,1% mit adenomatösem Gewebe.

3. Nach der Resektion einer adenomatösen Struma trat bei 14,4% ein rein diffuses Recidiv auf.

4. Bei 55,9% recidivierte die adenomatöse Struma wieder adenomatös.

Tabelle 9. *Histologische Befunde der „eigenen Recidive"*

	I. Op. diffus – II. Op. diffus	I. Op. diffus – II. Op. adenomatös	I. Op. adenomatös – II. Op. diffus	I. Op. adenomatös – II. Op. adenomatös	Zus.
Seitenlappen-Recidive	3	15	11	48	77
Lobus-pyramidalis-Recidive	10	5	5	14	34
	13 = 11,7%	20 = 18,1%	16 = 14,4%	62 = 55,9%	111

111 histologische Befunde — siehe Text!

Daraus ergibt sich, daß 67,6% aller Strumen in gleicher geweblicher Art recidivierten und daß bei 32,4% das Recidiv nicht gleichartig war. Auch bei unseren „eigenen" Recidiven dominiert wieder die Knotenstruma.

Eine zweite, sehr bemerkenswerte Feststellung konnten wir bei der Durchsicht der histologischen Befunde machen: Bei 55% aller histologischen Befunde der Erstoperationen und bei 70,2% der Befunde nach Recidivoperationen war der Passus „progressiv-proliferierend" enthalten. Aber nicht nur dieser Ausdruck, sondern die Bezeichnungen „unreif, aktiv, in voller Evolution, papillär u. a." fanden sich immer wieder in diesen Befunden und weisen anscheinend auf eine besondere Recidivneigung hin. Wenn wir zwar auf dem Standpunkt stehen, daß die Recidivprophylaxe *alle* Strumektomierten umfassen soll, so wäre aber doch auf Grund dieser sich teilweise im histologischen Bild ausdrückenden Recidivneigung noch die zusätzliche Forderung gerechtfertigt, *daß solche Patienten mit diesen auffallenden histolo-*

gischen Befunden einer besonderen und gezielten Betreuung unterworfen werden sollten. Wir sind überzeugt, daß ein Großteil der mehrfachen Recidive, aber auch ein Teil der Patienten, die ein malignes Recidiv bekommen, sich aus diesem Kreis rekrutieren, und daß eine erhöhte Aufmerksamkeit den histologischen Befunden gegenüber notwendig ist.

Die Recidivverhütung

A. Operative Maßnahmen

An sich ist die Methode der beiderseitigen subtotalen Resektion (Mikulicz-Kausch, Hotz, Enderlen) die Standardmethode geworden, die, wenn sie richtig ausgeführt ist, weitgehend der Recidivbildung entgegenarbeitet (siehe Kapitel Pathophysiologie, Seite 78). Unsere Erfahrungen gehen allerdings dahin, daß doch ein Teil der Recidive — Huber glaubt, daß es etwa ein Viertel derselben betrifft — auf das Konto von technischen Mängeln gehe.

Welche Mängel kommen hier in Frage?

1. Unradikale Freilegung

Wie wir im Kapitel Operationstechnik ausführten, findet man gar nicht selten Recidive, bei denen man absolut den Eindruck hat, daß bei den Erstoperationen die rückwärtigen Anteile, also die retrotrachealen und retroviszeralen Kapselpartien, nicht freigelegt wurden. Wir wissen aus eigener Erfahrung, wie leicht man solche Knoten — z. B. am oberen Pol gegen den Kieferwinkel gelegene Adenome oder retrosternal vor der Trachea liegende Knoten, die manchmal fast isoliert sind — übersehen kann. Solche Strumateile, die dann in der Durchblutung völlig ungestört sind, neigen besonders zu Recidiven. Nur die exakte Freilegung der ganzen Struma mit Abtastung des Operationsgebietes und hier wieder besonders das Gebiet des Lobus pyramidalis zwischen Kehlkopf und Zungenbein können uns einigermaßen davor schützen, ganze Strumateile zu übersehen.

2. Unradikale Gefäßligaturen

Die Probleme der Ligatur der Arteria thyreoidea inferior zur Recidivverhütung sind im Kapitel Operationstechnik (Seite 44) behandelt. Wir sind mit vielen anderen Autoren der Meinung, daß die volle und nach der Resektion überreichliche Blutzufuhr zum Drüsenrest aus der Inferior die Recidivbildung fördern kann und befürworten daher die beiderseitige Inferiorligatur, wenn keine besondere Kontraindikation besteht.

Aber auch die Ligatur der oberen Polgefäße ist nicht ohne Belang. Man findet immer wieder bei Recidiven noch erhaltene stärkere Äste der oberen Polarterien, die nicht ligiert wurden und als Zeichen eines technischen Mangels gelten müssen. Kopf ist ein besonderer Verfechter der Ansicht, daß alle Äste — also auch die rückwärtigen — der oberen Polarterie exakt unterbunden werden müssen, um ein Recidiv zu verhüten. Hier handelt es sich seiner Meinung nach nicht nur um die Drosselung der Blutzufuhr, sondern auch um die Durchtrennung sekretorischer Nervenfasern, die nach Brauecker entlang der oberen Polgefäße an die Schilddrüse herantreten. Unserer Meinung nach ist sicherlich auch die weitgehende Drosselung der Blutzufuhr durch Ligatur der oberen Polgefäße zur Recidivverhütung wichtig; ob man so radikal, wie dies Kopf empfiehlt, vorgehen soll, wagen wir nicht zu entscheiden.

3. Zu radikale Resektion

Die Streitfrage, wie groß der Rest nach der Strumektomie sein soll, ist in der Literatur immer noch nicht entschieden. Möglichst totale Resektion, subtotale Resektion, Resektion bis auf einen kleinen Rest, bis auf Fingerendgliedgröße, bis auf Dattelgröße, Exstirpation aller Adenome usw., sind Termini technici, die uns wohl schwer ein Bild geben können, welche Größe der verbleibende Drüsenrest nun wirklich haben soll. Wie im Kapitel Pathophysiologie eingehend beleuchtet, muß unter Berücksichtigung der funktionellen Strumapathologie der Organismus genügend Gewebe besitzen, um den Hormonbedarf zu decken und damit eine dauernde Gegenregulation der Hypophyse in Form einer Ausschüttung von thyreotropem Hormon auszuschalten. *Es ist daher absolut falsch, bei Recidivoperationen besonders radikal zu resezieren.* Zu kleine Drüsenreste — auch nach Recidivoperationen — müssen sich zumindest so weit vergrößern, bis genügend sekretorisches Gewebe wieder vorhanden ist, um den Bedarf zu decken. Und da das neugebildete Gewebe funktionell minderwertiger ist als das ursprünglich normale Schilddrüsenparenchym (Wegelin), muß dieses in reichlicherem Ausmaß, also in Form eines Recidivs ersetzt werden.

Huber schreibt dazu: „Drückt nun eine allzu morphologisch eingestellte Betrachtungsweise dem Chirurgen das Messer in die Hand, sobald irgendwie eine kompensatorische Vergrößerung der Drüsenreste eintritt, so darf man sich nicht wundern, wenn sich dieses Spiel mehrmals wiederholt... Ich glaube, daß bei Patienten, die nach fünf- oder sechsmaliger Operation immer wieder Recidive bekommen, der

Grund nicht in einer besonders starken Recidivdisposition liegen muß, sondern nicht selten darin zu suchen ist, daß bei der Erstoperation ein zu kleiner, den Bedarf des Körpers nicht deckender Parenchymrest zurückgelassen wurde." Wir möchten dies noch dahin ergänzen, daß in diesen Fällen bei den Recidivoperationen der gleiche Fehler offensichtlich wiederholt wurde.

4. Die Zahl der sogenannten *„falschen oder vikariierenden Recidive"* in unserem Krankengut ist 9,4%; wenn wir die Lobus-pyramidalis-Recidive noch in diese Gruppe mit einrechnen, sogar über 20%. Man versteht, wie schon erwähnt, unter dieser Recidivart Kropfbildungen, die aus bei der ersten Operation unberührt gelassenen Schilddrüsenlappen entstanden sind.

Dieser nicht unbeträchtliche Prozentsatz sagt uns, daß es anscheinend nicht gleichgültig ist, ob man ein- oder beiderseitig reseziert. Die Zahl der Fälle, bei denen nur eine einseitige Struma besteht und die andere Seite entweder nicht vergrößert oder sogar kleiner als normal vorgefunden wird, ist sehr gering. Aus funktionellen Gründen wäre die Auffassung, daß diese Seite unberührt bleiben soll, absolut gerechtfertigt. Tritt nun aber aus irgendeinem Grund (exogen oder endogen bedingt) die Tendenz zur Recidivbildung auf, so ist es verständlich, daß diese Neigung sich vor allem dort leichter auswirken kann, wo eine völlig ungestörte Durchblutung besteht, eine Bedingung, wie sie eben bei unberührt belassenen Seitenlappen oder Lobus-pyramidalis-Knoten vorliegt. Die Lehre, die wir daraus ziehen ist, *daß wir auch bei einseitig vergrößertem Schilddrüsenlappen die Resektion oder zumindest die Ligatur der oberen und unteren Polgefäße auf der anderen Seite in Erwägung ziehen müssen.* Auf alle Fälle ist wichtig, diesen vermeintlich normalgroßen Schilddrüsenlappen hervorzuziehen, um ihn zu inspizieren, da es sich immer wieder zeigt, daß solche Seitenlappen dann doch größer als normal sind. Retrotracheale oder substernale Zapfen, die an einer von vorne normal ausgehenden Schilddrüse entstanden sind, können nur dann ausgeschlossen bzw. gefunden werden, wenn man die Rückseite des jeweiligen Schilddrüsenlappens zumindest abtastet. Im allgemeinen stehen wir auf dem Standpunkt, daß wir im Hinblick auf die Recidivverhütung auch nur geringfügig vergrößerte Seitenlappen lege artis resezieren sollen, um dem Patienten eine weitere Operation zu ersparen. Sogar bei zweiten Recidiven fanden wir noch unberührte Seitenlappen, das sogenannte Lobus-pyramidalis-Recidiv war auch bei III. und IV. Recidiven zu finden. Im Einzelfall ist auch die alleinige Ligatur der Arteria thyreoidea superior und inferior ohne Gewebereduktion zu empfehlen.

B. Medikamentöse Prophylaxe

Wenn wir als Recidivursache technische Mängel bei etwa einem Viertel der Patienten angenommen haben, so bleiben also *noch 75% — somit der Hauptteil — übrig, für die wir eine von der Operationstechnik unabhängige Recidiventstehung annehmen müssen.* Aber auch die wegen technischer Mängel Nachoperierten fallen letzten Endes unter die Gruppe der Recidivdisponierten und so *erscheint die medikamentöse Recidivprophylaxe bei jedem Strumektomierten als notwendige Voraussetzung für einen Dauererfolg.*

Bevor wir hier auf die einzelnen Fragen eingehen, muß allein zur *medikamentösen Prophylaxe gesagt werden, daß eine solche, ganz gleich welcher Art sie ist, nur unter ständiger ärztlicher Kontrolle durchgeführt werden darf.* Und wenn wir weiter zu der Ansicht gekommen sind, daß die Recidivprophylaxe — wie später ausgeführt wird — gleich nach der Strumektomie einzusetzen hat, und praktisch ein Leben lang durchgeführt werden muß — Recidive können in jedem Alter und nach beliebig langer Zeit auftreten —, so stempeln wir praktisch jeden Strumektomierten für sein weiteres Leben zu einem Patienten. Breitner hat sich einmal in diesem Zusammenhang dahingehend geäußert, daß „ein Chirurg, der sich um den von ihm operierten Kropfträger nicht mehr kümmere, das Operieren lieber bleiben lassen soll". Wenn wir auch mit der Strumektomie und natürlich auch bei der Recidivoperation den Zustand eines sich vollkommen gesund fühlenden Patienten erreichen wollen und dies auch in den meisten Fällen erreichen können, so darf dies nicht darüber hinwegtäuschen, daß dieses innersekretorische Gleichgewicht eines morphologisch normalgroßen und hormonell normal funktionierenden Schilddrüsenrestes jederzeit gestört werden kann, sei dies durch die gleichen Ursachen, wie bei der ersten Kropfbildung, sei dies durch neue Belastungen oder Noxen.

Unsere ganze Initiative muß daher dahingehend und all unsere ärztliche Autorität mit allen dem Patienten verständlichen Argumenten dahin wirken, daß sich diese Patienten erstens von Zeit zu Zeit ärztlich kontrollieren lassen und zweitens die verordnete Medikation exakt durchführen. Daß diese Forderung oft sehr schwierig durchzusetzen ist und daß auch heute noch, trotz jahrzehntelanger Bemühungen vieler Chirurgen, Internisten und praktischer Ärzte, sich die Recidivprophylaxe nur sehr schwer und langsam durchsetzt, wissen wir. Trotzdem behalten die Forderungen nach einer Recidivprophylaxe ihre Berechtigung und Gültigkeit. Gerade nach Recidivoperationen wird es uns vielleicht leichter gelingen, die Patienten von der Wichtigkeit dieser Maßnahmen zu überzeugen, weil diesmal der Patient einem schon zweimal gebranntem Kind gleicht.

Wenn vorhin erwähnt wurde „von Zeit zu Zeit", soll damit gesagt sein: *jugendliche Strumektomierte sollen in den ersten zwei Jahren nach der Operation mindestens alle 3 Monate kontrolliert werden, bei älteren Patienten genügt es wohl, nach anfänglich häufigeren Kontrolluntersuchungen, daß sie sich einmal im Jahr untersuchen lassen.* Der Ausspruch Wespis, daß nur ein Neurotiker dazu zu bringen ist, sich ohne körperliches Unbehagen immer wieder kontrollieren zu lassen und regelmäßig Medikamente einzunehmen, hat sicherlich etwas für sich. Doch fragt der Organismus bzw. Schädigungen, die sein Hormongleichgewicht gefährden und damit zur Recidivbildung führen, nicht nach diesen psychischen Problemen.

Zur Medikation selbst: *Das einzige Element, dessen kropfverhütenden Einfluß wir einigermaßen kennen, ist das Jod.* Wir wissen ja heute, daß auch dann, wenn andere Ursachen als der primäre Jodmangel zur Kropfbildung führen, im Überschuß angebotenes Jod diese anderen Faktoren unwirksam machen kann. Die grundlegenden Untersuchungen in dieser Richtung wurden vor allem von Schweizer Forschern durchgeführt (Hunziker, Roux, Eggenberger, Wespi-Eggenberger, Bircher u. a.). Diese Arbeiten ergaben, daß das *Joddefizit der Nahrung in Kropfendemiegebieten pro Tag etwa 0,15 bis 0,2 mg Jod* beträgt. Dieser Tatsache Rechnung tragend, ist es das überaus große Verdienst dieser Forscher, denen aber auch de Quervain, Wegelin, Richard und in Österreich von Eiselsberg, Wagner-Jauregg, Scherer, Breitner u. a. an die Seite zu stellen sind, daß die sogenannte Jodsalzprophylaxe in der Schweiz gesetzlich und generell, bei uns in Österreich zumindest teilweise eingeführt wurde. Daß die Erfolge in der Schweiz hervorragend und von nicht zu unterschätzender volksgesundheitlicher Bedeutung sind, ist bekannt. Bei aller Berücksichtigung der eventuellen möglichen Schäden und Nachteile einer allgemeinen Jodierung des Salzes (Bircher, Gorlitzer von Mundy, und Holler), ist es doch andererseits unverständlich, daß erstens die Prophylaxe nach anfänglichen Erfolgen bei uns praktisch eingeschlafen ist und daß es zweitens den laufenden Bemühungen von Fellinger, Puntigam, Huber sowie Kopf nicht gelungen ist, die zahlreichen Hindernisse aus dem Weg zu räumen. Eine generelle, sozusagen automatische Struma- und somit auch Recidivprophylaxe, ist also bei uns derzeit nicht möglich, so daß wir zu gezielten Maßnahmen greifen müssen.

1. Gezielte Prophylaxe mit jodiertem Kochsalz

Nachdem man jodiertes Salz auf Verlangen auch in Österreich überall zu kaufen bekommt, wäre damit nach einer Strumektomie die Frage der Prophylaxe leicht zu lösen. Andererseits ist bei einem durchschnittlichen Tagesverbrauch von 10 g Kochsalz die damit zugeführte Jod-Kali-Menge von 50 Gamma doch zu sehr an der unteren Grenze, um den Normalbedarf an Jod zu erreichen. Es scheint daher die Verwendung von jodiertem Kochsalz bei schon einmal aufgetretener Kropfbildung, daß heißt also zur Recidivverhütung allein nicht zu genügen und es wird daher empfohlen, noch zusätzlich Jod einzunehmen, um das Defizit wirklich restlos auszugleichen. Unserer Ansicht nach ist dies zumindest für die ersten Jahre nach einer Strumektomie wichtig.

Die Jodsalzprophylaxe allein erscheint daher in Endemiegebieten als allgemeine Verhütungsmaßnahme für die Kropfentstehung meist ausreichend, für die Recidivprophylaxe in ihrer Dosierung zu niedrig.

2. Gezielte individuelle Jodprophylaxe

Unter Zugrundelegung eines Joddefizites von täglich 0,15 bis 0,2 mg Jod muß also in der Woche etwa 1 mg Jod ersetzt werden. Bekanntlich stehen uns zu diesem Zweck anorganische und organische Jodverbindungen zur Verfügung. Die Vorteile der *anorganischen Jodsalze* bestehen nach Huber in der Möglichkeit einer verläßlicheren Dosierung, die Nachteile in einer möglichen Unverträglichkeit. Fischer, Wespi sowie Richard verordnen Jodlösungen, die jedoch bei der tropfenförmigen Verabreichung leichter zu Irrtümern der Dosierung führen können. Jede Medikation, die auf lange Sicht geplant ist, muß unseres Erachtens nach praktisch leicht durchführbar sein und möglichst wenig Irrtumsmöglichkeiten bieten. Daher ist die Verabreichung in Tablettenform günstiger. Das anorganische Jod ist unter anderen in den Präparaten Jodostrumit und Jodonorm im Handel. Im Hinblick auf die Einfachheit der Verabreichung verordnen wir seit etwa 10 Jahren das Präparat Jodostrumit (Wander): *in einer Tablette sind 0,6 mg Natrium jodatum = 0,5 mg Jod enthalten, so daß unsere Verordnung auf zweimal wöchentlich 1 Tablette — das ist also 1 mg Jod* — lautet. In einer Originalpackung sind 50 Tabletten, so daß der Patient damit 6 Monate auskommen kann.

Wir verordnen das anorganische Jodsalz, also Jodostrumit, im allgemeinen bei euthyreoten Strumen bzw. nach Strumektomien und Recidivoperationen dieser Art. Es kommt vereinzelt doch zu Unverträglichkeitserscheinungen in Form von Hyperhidrosis, Gewichtsabnahme und Schlaflosigkeit; um so mehr muß wieder betont werden, daß eine regelmäßige ärztliche Kontrolle, vor allem in der ersten Zeit, unbedingt notwendig ist. Bei solchen Erscheinungen wird die Dosis auf 1 Tablette Jodostrumit wöchentlich herabgesetzt, oder eine Zeit lang mit der Medikation vollkommen ausgesetzt. Günstig wirkt sich die gleichzeitige Verordnung von sedierenden Medikamenten, wie z. B. Bellergal oder ähnlichem aus. Schwere Komplikationen in Form von länger dauernden Überfunktionserscheinungen haben wir jedoch mit Jodostrumit nicht beobachten können und glauben daher bei euthyreoten Strumen bzw. nach Recidivoperationen dieses Strumatypus diese einfache und billige Methode empfehlen zu können.

Die organischen Jodverbindungen, wie das Thyreoidin, Thyreosan, Thyreoidea sicca, Dijodthyrosin = Dityrin u. a., haben den Vorteil einer guten Verträglichkeit, den Nachteil einer unübersichtlicheren Dosierung, weil ja auch das organisch gebundene Jod vom Darm aus nur in ionisiertem Zustand resorbiert, in geeigneter Form der Schilddrüse zugeführt und dort eingebaut wird. Wir haben jedoch den Eindruck, *daß die organischen Jodpräparate sich bei allen Strumatypen mit Überfunktion, Unterfunktion und nach Strumitiden — also auch als Recidivprophylaxe nach diesen Kropfarten besser bewähren.* Auch hier sind wir seit Jahren auf ein bestimmtes Präparat eingestellt und zwar auf das *Dityrin (Sanabo), das pro Tablette 12,5 mg Jod enthält.* Die vorgenannten Strumatypen brauchen postoperativ höhere Joddosen, um ihre Hormonproduktion wieder zu regulieren. Wir verordnen hier vierwöchentliche Kuren mit 3 bis 4 Tabletten Dityrin täglich. Diese vierwöchentlichen Stoßmedikationen sollen drei- bis viermal jährlich durchgeführt werden, bis man den Eindruck hat, daß der Patient im hormonellen Gleichgewicht ist. Zu dieser Therapie werden grundsätzlich Sedativa, wie Bellergal usw., verabreicht. Als Dauerprophylaxe kann man dann, wenn der Patient funktionell im Gleichgewicht ist, eventuell auf Jodostrumit übergehen, jedoch ist diese Möglichkeit nicht immer gegeben und muß individuell verschieden gehandhabt werden.

Bei Strumektomierten nach hypothyreoten Strumen oder bei postoperativen Unterfunktionserscheinungen haben wir bisher mit dem Präparat Thyreosan gearbeitet. Dieses Medikament ist jedoch nicht standardisiert und jede Tablette kann eine verschieden große Menge Jod enthalten. Seit einiger Zeit verwenden wir daher das *Trijodthyronin,* mit dem wir bisher sehr gute Erfahrungen gemacht haben. 1 Tablette enthält 20 Gamma und wir verordnen bei ausgeprägten Unterfunktionszuständen durch etwa 14 Tage bis 3 Wochen 6 bis 8 Tabletten täglich und verkleinern, je nach Ausfall der Grundumsatzbestimmung, dann diese Dosis. Erfahrungen mit diesem Medikament durch längere Zeit fehlen uns allerdings noch.

Daß eine Recidivprophylaxe durchgeführt werden soll, darüber ist man sich im allgemeinen einig. Über die Verwendung von bestimmten Präparaten, über die Dosierung und Dauer der Medikation, gehen die Ansichten jedoch sehr auseinander (DE QUERVAIN, BREITNER, RICHARD, WESPI, FISCHER, URBAN, KASPAR u. a.). Es würde zu weit führen, auf diese Möglichkeiten und Ansichten einzugehen, vor allem auch deswegen, weil wir einerseits natürlich alle diese empfohlenen Methoden nicht erproben und andererseits mit den oben angegebenen Maßnahmen zufriedenstellende Erfolge erzielen konnten.

Es ist aber bei der Recidivprophylaxe immer zu bedenken, daß das Jod kein Allheilmittel ist, da ja noch andere Faktoren als Kropfnoxen bekannt sind. In diesem Zusammenhang sind besonders die Arbeiten von HAUBOLD über den Karotinmangel als Ursache der Kropfbildung und die Rolle des Vitamin A in dieser Richtung interessant. Wie aber schon erwähnt, hat man bis heute mit der Jodsubstitution noch die besten Erfahrungen gemacht und daran müssen wir uns halten.

Welche Patientengruppen sind als besonders recidivgefährdet anzusehen?

(Verschiedene Probleme in den folgenden Ausführungen wurden schon in den Kapiteln Operationstechnik und Pathophysiologie behandelt — werden aber der Einheitlichkeit halber nochmals wiederholt.)

1. Daß ein Teil der *jugendlichen Kropfoperierten* besonders recidivgefährdet ist, bildet wohl den Hauptgrund dafür, daß die Strumektomie in diesem Alter von einzelnen Chirurgen fast vollständig abgelehnt, von anderen nur mit großem Vorbehalt oder nur im Notfall durchgeführt wird. SCHINDLER erwähnt eine Zahl von 40 bis 50%, FISCHER von etwa 17% operationsbedürftiger Recidive, wenn die Erstoperation im zweiten Lebensjahrzehnt durchgeführt wurde. In unseren eigenen Nachuntersuchungen des Krankengutes von 1945 bis 1950 mußten wir bei 232 nachuntersuchten jugendlichen Strumektomierten bei 70, das sind 30,1%, ein deutliches Recidiv feststellen. Zu dieser Zeit waren wir allerdings mit der Recidivprophylaxe noch nicht durchgedrungen, das heißt, es war uns nicht gelungen, die jungen Patienten allgemein von der Wichtigkeit der regelmäßigen Prophylaxe zu überzeugen. Von diesen 70 Jugendlichen mit Recidiven hatten nur 5 annähernd regelmäßig die verordnete Joddosis nach der Operation und das auch nur für eine kurze Zeit eingenommen. Interessant war noch die Tatsache, daß 31% von diesen Patienten sich des neuerlichen Kropfwachstums gar nicht bewußt geworden waren, ein Beweis für die Wichtigkeit einer periodischen Kontrolle dieses Patientenkreises. Wenn wir daher einen jugendlichen Kropfträger operieren müssen — und wir sind in der Indikationsstellung dazu nicht ganz so zurückhaltend —, so dürfen wir es nur tun, wenn wir mit allen uns zur Verfügung stehenden Mitteln darauf dringen, daß

die postoperative Prophylaxe sofort einsetzt und für dauernd durchgeführt wird. Wir glauben, damit auch für jugendliche Strumektomierte die Recidivgefahr weitgehend bannen zu können.

2. Daß der Hormonbedarf in der *Schwangerschaft* und *Laktationsperiode* erhöht ist, ist bekannt. Diese Anforderungen an die Schilddrüse finden ihr histologisches Substrat in einer verstärkten Proliferation des Follikelepithels, einer reichlichen Kolloidproduktion und stellenweiser auffallender Resorption (Wegelin, Breitner). Dadurch ist im allgemeinen auch eine morphologische Hyperplasie bedingt. Schilddrüsenvergrößerungen, besonders in Endemiegebieten während der Schwangerschaft, sind nach Seitz, Schmidt, Eggenberger u. a. fast die Regel und sicher bei 60 bis 90% der Schwangeren zu beobachten. Dieser Tatsache und Notwendigkeit des gesteigerten Hormonbedarfes steht natürlich auch die bereits kropfoperierte Schwangere gegenüber; nachdem solche Patientinnen auch schon ohne Gravidität ein Kropfwachstum hinter sich haben, das heißt, die Schilddrüse schon einmal den Hormonbedarf des Körpers nicht decken konnte, so ist es verständlich, daß diese Patientinnen besonders recidivgefährdet sind. *Wir machen daher die weiblichen jugendlichen Strumektomierten ganz speziell auf diese Möglichkeit aufmerksam und dringen darauf, daß beim Eintreten einer Schwangerschaft bis zur Beendigung der Laktation die Joddosis sogar erhöht wird. In dieser Zeit verordnen wir statt 2 Tabletten, 3 Tabletten Jodostrumit, also 1,5 mg Jod, pro Woche.*

Es handelt sich hier nicht nur um die mütterliche, sondern auch um die foetale Schilddrüse. Die Lösung des Problems des Neugeborenenkropfes — in Endemiegebieten ein oft erschreckend hoher Prozentsatz (Eggenberger, Hamburger, Lorenz) — konnte mit der Jodsalzprophylaxe in eklatanter Weise gefunden werden (Schamaun). Um so mehr muß man auch dieser Komplikationsmöglichkeit bei strumektomierten Graviden Beachtung schenken.

3. Wie wir schon ausgeführt haben, ist durch den Funktionsausfall der Ovarien im *Klimakterium* und der dadurch bedingten vermehrten Ausschüttung von thyreotropem Hypophysenvorderlappenhormon eine ausgesprochene Proliferationstendenz in der Schilddrüse möglich. *Den Niederschlag dieses Prozesses finden wir in den großen Prozentzahlen der Struma- bzw. Recidiventwicklung in diesen Jahren.* Es ist daher nicht ganz verständlich, warum man diesen Tatsachen prophylaktisch nicht mehr Bedeutung schenkt und die Frauen im Klimakterium nicht speziell betreut. Huber hat diesen Gedanken besonders hervorgehoben und vorgeschlagen, daß man genau so, wie es Mutterberatungsstellen gibt, auch solche Beratungsstellen für Frauen im Klimakterium schaffen sollte. Die Recidiventwicklung in

diesem Alter ist ja nicht ein lokales Geschehen, sondern nur der Ausdruck einer alle innersekretorischen Organe betreffenden Umstellung, die nur in den Schilddrüsenresten als Locus minoris resistentiae besonders zum Ausdruck kommt. Diese Gefahren in diesem Alter, die offensichtlich in keinen Zusammenhang mit der Erstoperation zu bringen sind, haben auch den Anlaß dafür gegeben, daß unsere postoperative Prophylaxe auf Lebenszeit der Patienten ausgedehnt wird.

Wir sind überzeugt, daß wir einem großen Teil der Frauen im Klimakterium eine Recidiventwicklung ersparen könnten, wenn in diesen Jahren der Arzt regelmäßig aufgesucht würde und somit eine gezielte Prophylaxe durchgeführt werden könnte.

4. Wie wir im Kapitel postoperative Komplikationen (Seite 65) zeigen konnten, scheinen Patienten, *die bei einer ersten Strumektomie eine Recurrenslaesion erlitten haben,* besonders recidivgefährdet zu sein. Auf diese Gruppe der Kropfoperierten ist daher besonders zu achten und die Wichtigkeit der Recidivprophylaxe dieser Patientengruppe eindringlichst vor Augen zu führen.

Es bleibt nur noch die Frage offen, *wann wir mit der Prophylaxe beginnen sollen?*

Wie wir aus den Kurven der Untersuchungen über die Funktion der Schilddrüse nach der Strumektomie mit radioaktivem Jod (siehe Kapitel Operationstechnik, Seite 46) ersehen, ist die Funktion der Drüsenreste bis etwa 4 Wochen post operationem stark gestört, das heißt, die Speicherung des J^{131} ist — besonders nach toxischen Strumen — in diesen Wochen weit unter den Normalwerten. Wir haben diesen Zustand als *„traumatische Unterfunktion“* bezeichnet (Steiner und Voelkel). *In diese Zeit fällt auch die Gegenregulation der Hypophyse durch vermehrte Ausschüttung von thyreotropem Hormon, das ja besonders proliferationsstimulierend ist* (Loeb, Fröhlich, Loeser). *Wir müssen daher gerade unmittelbar postoperativ den Schilddrüsenresten helfen, durch genügende Jodzufuhr wieder ins hormonelle Gleichgewicht zu kommen.* Dieses Gleichgewicht erreicht nach unseren Untersuchungen die Schilddrüse nach etwa acht Wochen. Wir beginnen daher — besonders bei juvenilen, toxischen und natürlich um so mehr bei Recidivstrumen — schon am zweiten oder dritten Tag post operationem mit Jodgaben, und zwar für die Zeit des Krankenhausaufenthaltes mit etwas erhöhter Dosis: bei euthyreoten Strumektomierten mit Jodostrumit jeden zweiten Tag 1 Tablette und nach toxischen Strumen täglich 4 Tabletten Dityrin. Basedowstrumen erhalten postoperativ an sich schon Jod in Form der Lugolschen Lösung in fallenden Dosen; wir stellen nach Absetzen der Lugolschen Lösung, das ist meistens zwischen dem 5. und 8. Tag post operationem, auch diese Patienten auf Dityrin um.

Fassen wir die *Grundsätze der Recidivprophylaxe* nochmals zusammen, so ergeben sich folgende Forderungen:

1. Richtige Operationstechnik mit vollständiger Freilegung der Struma, gleichgültig, ob es sich um eine Erst- oder Recidivoperation handelt, ausgiebige Drosselung der Blutzufuhr, Resektion bis auf einen Rest, der auf keinen Fall zu klein — auch bei toxischen Strumen — sein darf und etwa der Größe von 4,5 : 2,5 : 1 cm entsprechen soll.

2. Sofort postoperativ einsetzende medikamentöse Recidivprophylaxe, nach euthyreoten Strumen mit anorganischen, nach toxischen und hypothyreoten Kröpfen mit organischen Jodpräparaten. Diese Prophylaxe muß unter ärztlicher Kontrolle lebenslänglich durchgeführt werden, wobei die besonders recidivgefährdeten Patientengruppen speziell betreut werden sollen.

Die Chirurgie befindet sich heute dem Kropf gegenüber in mancher Hinsicht in ähnlicher Lage wie beim Ulcus ventriculi oder Ulcus duodeni; auch die „radikalsten“ Eingriffe vermögen nur das Produkt einer längeren krankhaften Entwicklung zu beseitigen. Die Ursachen aber, die hiezu geführt haben, sind dadurch nicht beseitigt und wirken weiter, können zu Recidiven führen — beim Kropf häufiger, beim Ulcus weniger oft —, wenn der Kranke ihnen nicht durch eine entsprechende Nachsorge entzogen wird. Man mag von einer primitiven Einstellung der Chirurgie sprechen, wenn der Chirurg zuerst die Operation empfiehlt und auch operiert und dann nach Magenoperationen oder Strumaresektionen eine langdauernde Diät bzw. eine lebenslange Prophylaxe verordnen muß. Die Chirurgie hat sich dieser Einsicht nicht zu schämen; sie leistet noch genug, wenn sie ihrerseits technisch die Operationsmethode ausbaut, deren Grenzen und Gefahren erkennt, und sich den pathophysiologischen Forderungen, die sich aus der Tatsache der Recidivneigung ergeben, nicht verschließt, sondern wie es z. B. der Chirurg Breitner in bahnbrechender Weise getan hat, sie noch dazu besonders unterstreicht. Auf diese Weise wird es gelingen, die Zahl der Strumarecidive entscheidend zu verringern.

Herrn Doz. Dr. E. Olbrich vom Anatomischen und Histologisch-Embryologischen Univ.-Institut (Vorstand: Univ.-Prof. DDr. Mr. G. Sauser) sei für die Beratung in Fragen der Statistik ergebenst gedankt.

Literaturverzeichnis

ABELIN, A., 1936: Z. exper. Med. *99*, 683.
— 1936: Schweiz. med. Wschr. *66*, 1106.
— 1948: Helvet. med. Acta *9*, 405.
ANTOINE, L., Mündl. Mitteilung.
ARZT, L., und FUHS, 1935: Aus ARZT und ZIELER: Haut- u. Geschlechtskrkh. *II*, 983. Urban & Schwarzenberg, Berlin-Wien.
ASPER, J., 1953: Amer. J. of Surg. 655.
ASTWOOD, E. M., 1944: J. Pharmacol. *78*, 79, zit. nach FONIO.

BACHEM, C., 1934: Zbl. inn. Med. *12*, 260.
BANSI, H. W., und Mitarb., 1957: Klin. Wschr. *35*, 1053.
— 1958: Dtsch. med. J. *9*, 414.
BARR and SHORR: zit. nach FONIO.
BAUMANN, N., 1896: Z. physiol. Chem. *22*, zit. nach NOBEL.
BAUMANN, E. J., und Mitarb., 1944: Endocrinology *34*, zit. nach FONIO.
BAUMGARTNER, W., 1939: Beitr. klin. Chir. *169*, 573.
BEAHRS, O. H., und Mitarb., 1957: Endocrinology *16*, 1456.
BECK, E., 1950: Zbl. Chir. *75*, 1255.
BERGEAT: Beitr. klin. Chir. Bd. *15*, 633, zit. nach BRUNNER.
BERLIN, D., und F. LAHEY, 1929: Surg. gyn. Obstetr. *49*, 102.
BIRCHER, E., 1925: Klin. Wschr. *16*, 742.
— 1937: Das Kropfproblem, Steinkopff, Dresden-Leipzig.
BLOHMKE, M., 1959: Münch. med. Wschr. *101*, 1224.
BOBBIO, P., und Mitarb., 1957: Chir. Ital. *9*, 349, ref. Zbl. Chir. *1*, 33, 1958.
BOWDEN, R. E. M., 1955: Brit. J. Surg. *43*, 153, zit. nach MÜNDNICH und MANDL.
BRAUECKER: zit. nach KOPF.
BREITNER, B., 1912: Wien. klin. Wschr. *2*, 82.
— 1914: Wien. klin. Wschr., 24.
— 1922: Mitt. Grenzgeb. Med. u. Chir. *35*, 637.
— 1923: Mitt. Grenzgeb. Med. u. Chir. *36*, 256.
— 1923: Wien. klin. Wschr. *8*, 213.
— 1924: Wien. klin. Wschr. *24*, 592.
— 1927: Dtsch. Z. Chir. *201*, 20.
— 1928: Erkrankungen der Schilddrüse. Springer-Verlag, Wien.
— 3. Österr. Ärztetagung Salzburg 1949. Springer-Verlag, Wien.
— 1951: Berl. med. Z. 99.
— und E. JUST, 1924: Mitt. Grenzgeb. Med. u. Chir. *38*, 262.
BRUNNER, C., 1900: Beitr. klin. Chir. *26*, 233.

CAPELLE, 1921: Verh.Ber. Bayr. Chirurgentagung 894, zit. nach DUBS.
CATELL, R. B., 1948: West. J. Surg. etc., zitiert nach FONIO.
— 1953: Surg. Clin. N. Amer. 867 u. 897.
— 1949: Endocrinology *9*, 999.
CLAIR, W., 1952: Amer. J. Surg. *18*, 254.

CHAPMANN, E. M., und Mitarb., 1946: Amer. med. Assoc. *131,* 80, zitiert nach FONIO.
CLERF, L., 1955: Ann. Otol. *64,* 38, zit. nach MÜNDNICH und MANDL.
DE COURCY, J., 1950: Amer. J. Surg. *79,* 373.
CRISPELL, K. R., und Mitarb., 1957: Endocrinology *17,* 221.
CROTTI, 1950: J. Coll. Surg. *6,* 697.

DAUTREBAND, L., 1953: Internationale Kropfkonferenz Bern *181,* zit. nach FONIO.
DELORE und ALAMARTINE, 1911: Revue Chirurgique *44,* zitiert nach HESS.
DENK, W., und WINKELBAUER, 1921: Arch. klin. Chir. *116,* 84.
DOMANIG, E., 1949: Wien. klin. Wschr. *35/36,* 568.
— 1947: Wien. klin. Wschr. 293, zitiert nach KOPF.
DUBS, J., 1922: Schweiz. med. Wschr. *37,* 901 und 931.
— 1920: Zbl. Chir. *42.*
DUERST, J. W., 1941: Die Ursachen der Entstehung des Kropfes, Huber, Bern.

EGGENBERGER, 1932: Prot. Schweiz. Kropfkommission.
— 1928: Handbuch d. inneren Sekretion 688.
ENDERLEN, 1922: Klin. Wschr. *10,* 457.
— 1929: Wien. klin. Wschr. *16.*
— und HOTZ, 1918: Z. angew. Anatomie *3,* 57.
— — 1921: Zbl. Chir. *47,* 1365.
— und HITZLER, 1922: Bruns' Beitr. *127,* 526.
EISELSBERG, A. VON, 1921: 6. Tagung der bayr. Chirurgenvereinigung *894,* zitiert nach DUBS.
— 1901: Schilddrüsenerkrankungen. Dtsch. Chirurgie *38.*
ENGELHORN, 1912: Schilddrüse und weibliche Geschlechtsorgane, Habilitationsschrift Erlangen, zitiert nach WEGELIN.
EPPLE, S., 1950: Zbl. Chir. *1,* 33.
— 1945: Habilitationsschrift, Chir. Univ.-Klinik, Innsbruck.

FELLINGER, K., 1950: Wien. klin. Wschr. *52,* 217.
— 1953: Mitt. österr. Sanitätsverwaltung *3.*
— 1959: Wien. klin. Wschr. *19,* 344.
— und O. VOELKEL: Wien. klin. Wschr. *101,* 422.
FIEDLER, R., 1950: Chir. *21,* 104.
FISCHER, R., 1949: Helvetica Chir. Acta *16,* 36.
FISCHER, 1950: 27. Tag. d. bayr. Chirurgenvereinigung München (Manuskript).
FLÖRCKEN, H., 1951: Die Chirurgie der Schilddrüse. Verlag: de Gruyter, Berlin.
FONIO, A., 1951: Der gemeine Basedow u. d. Hyperthyreose und ihre Behandlung. Steinkopff, Darmstadt.
FRIKS, A. R., 1947: Acta Med. Scand. *129,* 164, zit. nach FONIO.
FRITZSCHE, E., 1947: Helv. Chir. Acta *14,* 389.
FRÖHLICH, G., 1938: Zbl. Chir. *65,* 327.
FUCHSIG, P., 1959: Wien. klin. Wschr. *19,* 344.

GERMANIER, 1917: Thèse de Lausanne, zit. nach DUBS.
GOLD, E., und V. ORATOR, 1924: Virchow-Archiv *252,* 671.
GORLITZER VON MUNDY, 1950: Wien. klin. Wschr. 259.
GRAEFF, DE und Mitarb., 1957: J. clin. Endocrinology *17,* 328.
GROSS, J., und Mitarb., 1952: Lancet *1,* 439 und 539.
GÜNTHER, F.: Zbl. innere Med. 1028, zit. nach FONIO.

HAAS, F., 1955: Bruns' Beitr. *1,* 42.
HALLOPEAU, 1909: Soc. Derm. et Syph. 97, 111, zit. nach ARZT und FUHS.
HAMBURGER, F., 1949: Der praktische Arzt 210.
HAMILTON and SOLEY, 1937: Amer. J. Physiol. *127,* 557, zit. nach FONIO.
— 1940: Amer. J. Physiol. *131,* 155.
HARTENAU, W., 1953: Mschr. Ohrenhk. *86,* 73.
HAUBOLD, H., 1950: Münchn. med. Wschr. *9/10* und *11/12,* 329 und 429.
HEDINGER, E., zit. nach KLOSE u. HELLWIG.
HERTZ, ROBERTS and EVANS, 1938: Proc. Soc. Exper. Biol. Med. zit. nach FONIO.
HESS, W., 1958: Fehler und Gefahren bei chirurg. Eingriffen, 270, nach STICH und MAKKAS. Fischer, Jena.
HILDEBRAND, 1922: Dtsch. med. Wschr. *1,* 16.
HOFER, G., 1947: Mschr. Ohrenhk. *81,* 57.
— und J. JESCHEK, 1940: Ztschr. für HNOheilkunde *45,* 401.
HOFFMANN-CREDNER, D., 1958: Die Medizinische *4,* Separata.
HOLLER, G., 1949: Wien. klin. Wschr. *35/36,* 573.
HÖRBST, L., 1953: Acta Oto-Laryng. *43,* 113.
— 1952: Mschr. Ohrenhk. *86,* 145.
— 1955: Bruns' Beitr. klin. Chir. *190,* 64.
HOTZ, G., 1920: Schweiz. med. Wschr. *1,* 6.
HUBER, P., 1946: Der Krebsarzt *5/6,* 201.
— 1949: Wien. klin. Wschr. *35/36,* 393.
— 1950: Wien. klin. Wschr. *62,* 199.
— 1950: Wien. klin. Wschr. *35/37,* 647.
— 1950: Wien. med. Wschr. *17/18,* 301.
— 1951: Paracelsus, Fasc. 3.
— 1953: Wien. med. Wschr. *24,* 433.
— 1955: Coll. intern. des Chirurgiens, Genf, 525.
— 1955: Ärztl. Fortbildung 5.
— 1955 (Mai): Sonderbände zur Strahlentherapie Bd. *34,* Urban & Schwarzenberg. München-Wien.
— 1956: Der Krebsarzt *11,* 14.
— 1957: Wien. med. Wschr. *46, 941.*
— 1957: Wien. klin. Wschr. *13, 217.*
— 1958: Chirurgische Praxis *1, 89.*
— 1958: Wien. Med. Wschr. *45/46,* 925.
HUNZIKER, H., 1920: Schweiz. med. Wschr. 1009.
— 1927 und 1933: Internat. Kropfkonferenz Bern.
— 1924: Korrespond. bl. Schweiz. Ärzte *4/8* Bern, zit. nach BREITNER.
HUECK und CASTELDI: zit. nach WEGELIN.

JAFFÉ and OTTOMANN, 1950, J. amer. med. Assoc. *143,* 575.
JANSSEN, S., und A. LOESER, 1932: Klin. Wschr. *10,* 2046.
JENTZER, A., 1949: Médecine et Hygiène 148, zit. nach FONIO.
JESSERER, H., 1951: Klin. Med. *6,* 6.
— 1958: Tetanie. Thieme, Stuttgart.

KAMNIKER, K., 1948: Schweiz. med. Wschr. *46,* 1131.
KASPAR, F., 1942: Dtsch. Z. Chir. 256.
KAUSCH, 1910: Langenbeck's Archiv *93,* 829.
KECHT, B., 1953: Behandlung d. operativen Recurrenslähmung. Maudrich, Wien.
KENNEDY und Mitarb., 1941: Brit. exper. Pathol. *22,* 241, zit. nach FONIO.

KEMMINGER, K., 1957: Klin. Med. *12,* 16.
— und N. MAAGER, 1959: Langenbeck's Archiv *291,* 605—613.
KING, B. T., und R. L. GREGG, 1952: Zbl. HNO-Heilkd. *45,* 224.
KIRCHMAIR, H., 1953: Wien. klin. Wo. *10,* 197.
— 1959 (November): 13. klin. Woch. Ende d. Med. Klinik Innsbruck.
KLEIN, E., 1957: 5. Symposion d. Dtsch. Gesell. f. Endocrinol.
KLOSE, H., und A. HELLWIG, 1922: Klin. Wschr. *38,* 1685/1687.
KOCHER, A., 1921: Die Behandlung des Kropfes, Verl. Francke.
— 1889: Korresp.bl. Schweiz. Ärzte, zit. nach BRUNNER.
KOPF, H., 1950: Wien. med. Wschr. *23/24,* 412.
— 1952: Chirurg *1,* 1.
— 1954: J. Coll. Surgeons *XXI,* 2.
KREINER, W. M., 1952: Zur Technik der Kropfoperation. Springer-Verlag, Wien.
KRÖNLEIN: zit. nach KLOSE und HELLWIG.
KREUTER, F., 1920: Zbl. Chir. *43,* 1317.
KUNZ, H., 1955: Diskussion zu STEINER, Klin. Med. *10,* 481.
— 1956: Wien. klin. Wschr. 127.
KUPPERMANN und Mitarb.: zit. nach BLOHMKE.

LAHEY, F.: New Engld. J. Med. *221* (1939), 978, und *236* (1947), 46.
LANGANKE, E., 1957: Münch. Med. Wschr. *99,* 454.
LANGE, M., 1953: Brit. J. Surg. *40,* 544.
LEIBOVICI, R., und G. DREYFUSS, 1946: „Les Thyréoïdectomisées“. G. Dion et Cie., Paris.
LOBENHOFFER, W., 1920: Zbl. Chir. *43,* 1319.
LOEB, L., 1932: Klin. Wschr. *11,* 2121 und 2156.
LOESER, A., 1931: Klin. Wschr. *10,* 2046.
— 1950: Dtsch. med. Wschr. *75,* 1875.
LORENZ, E., 1950: Wien. klin. Wschr. 181.

MADLENER, M., 1921: Schweiz. med. Wschr. 1016.
MAIER, O., 1913: Arch. klin. Chir. *122,* 825.
— 1925: Arch. klin. Chir. *134,* 826.
MAKENZIE und MCCOLLUM: zit. nach FONIO.
MANDL, W., 1958: Wien. med. Wschr. *108,* 538.
MAYOUX, R., 1947: Lyon chir. *42,* 120.
METZNER, L., 1959: Ärztliche Praxis *XI,* 37.
MONNIER, E., 1907: Bruns' Beitr. *54,* 23.
MORAWITZ, P., 1931: Zbl. Chir. *21,* 1342.
MORGAN: zit. nach HESS.
MORRISON, L. F., 1952: Acta Oto-Rhinol. *61,* 567.
MÜNDNICH, K., und MANDL, 1956: Langenbeck's Archiv *283,* 283.

NOBEL, E., KORNFELD und B. RONALD, 1953: Schilddrüsenerkankungen im Kindesalter. Maudrich, Wien.

OBERDISSE: Mündliche Mitteilung an HUBER.
OLLINO, P., und Mitarb., 1958: Z. Chir. *3,* 57.

PALLA: zit. nach KLOSE und HELLWIG.
PETTENKOFER, 1914: Bruns' Beitr. *93,* 269.

PLENK, A., und H. BERGMANN, 1949: Wien. klin. Wschr. *35/36*, 396.
PLENK, A.: zit. nach KOPF.
PLUMMER, 1913: Amer. J. Med. Science 146, zit. nach FONIO.
PRIESCHING, A., und L. SCHÖNBAUER, 1957: Langenbeck's Archiv *258*, 641.
PUNTIGAM, F., 1946: Klin. Med. 18.

QUERVAIN, DE, 1912: Dtsch. Z. Chir. *116*, 574.
— 1915: Dtsch. Z. Chir. *134*, 475.
— 1927: Internat, Kropfkonferenz 134.
— und G. M. CURTIS, 1930: Bruns' Beitr. *150*, 437.

REINEKE, E. P., und F. A. SOLIMAN, 1953: Iowa State Coll. J. Sci. *28*, 67.
REINBACH, 1899: Bruns' Beitr. *25*, 267, zit. nach BRUNNER.
REED, A. F., 1943: Anat. Rec. *85*, 17, zit. nach FONIO.
RETHI, D., 1955: Z. Laryng, *34*, 464.
RICHARD, M., 1947: Helvet. Chir. Acta *14*, 396.
— 1947: Helvet. Chir. Acta *14*, 38.
— 1953: Helvet. Chir. Acta *20*, 16.
RICHARDS, E. E., und G. CRILE, und Mitarb., 1950: Endocrinology *10*, 1077.
ROCHE, J., und Mitarb.., 1949: Endocrinology *9*, 1406.
ROUX, 1917: Schweizer Chirurgentagung Lausanne, zit. nach HUBER, KLOSE und HELLWIG.

SAEGESSER, M., 1957: Der Kropf und seine Behandlung. Enke, Stuttgart.
SAUERBRUCH: zit. nach HAAS.
SCHAMAUN, H.-M., 1954: Helvet. Pediatrica Acta 9.
SCHERER, TH., 1929: Die Kropfbekämpfung in Vorarlberg, New York, zit. nach WAGNER-JAUREGG.
SCHEICHER: zit. nach KASPAR.
SCHINDLER, 1937: Zbl. bayr. Chirurgentag, 2443.
SCHÖNBAUER, L., und A. PRIESCHING, 1957: Bruns' Beitr. *195*, 453.
SGALITZER: zit. nach HUBER.
STEINER, H., 1948: Klin. Med. *16*, 636.
— 1950: Wien. klin. Wschr. *9*, 154.
— 1951: Wien. klin. Wschr. *16*, 303.
— 1955: Klin. Med. *10*, 481.
— 1956: Klin. Med. *11*, 322.
— 1957: Wien. klin. Wschr. *37*, 738.
— 1957: Med. und soziale Altersprobleme. Verlag Gesellschaft zur Förderung wiss. Forschung, Wien, 253.
— und O. VOELKEL, 1954: Wien. Z. inn. Med. *12*, 515.
STURM, A., und W. H. VEIL, 1946: Die Pathologie des Stammhirns. Fischer, Jena.
SZELECKY, G., 1957: Bruns' Beitr. *4*, 438.

TAGUCHI: zit. nach MÜNDNICH-MANDL.
TRAUM, E., 1931: Dtsch. Z. Chir. *231*, 635.
TRAVINSKY, 1909: Arch. Derm. (D.) *96*, 303.
TROELL: zit. nach HESS.

URBAN, K., 1938: Die Chirurgie des Kropfes. Deuticke, Wien.

VANNOTTI, A., 1959: Schweiz. med. Wschr. *6*, 124.

Wagner-Jauregg, G., 1938: Kropfbekämpfung u. Kropfverhütung in Österreich. Öffentl. Gesundh.dienst.
— 1923: Wien. klin. Wschr. *8,* 8, zit. nach Breitner.
Walton van Winkle, 1946: Amer. pharmac. Assoc. *7,* zit. nach Fonio.
Wegelin, G., 1926: Henke-Lubarsch, Handbuch der spez. pathol. Anatomie, Bd. *VIII,* Julius Springer, Berlin.
Wespi-Eggenberger, H.-J., 1950: Wien. klin. Wschr. *2,* 21.
Wessely, E. A., 1949: Z. Laryng. usw. *28,* 568.
Wiethe, C., 1948: Mschr. Ohrenhk. *82,* 193.
Wilflingseder, P.: 1948: Wien. klin. Wschr. *82,* 296.
Williams, R. W., und Mitarb.: Endocrinology *4,* 385.
Wrede, 1914: Zbl. Chir. 1027.
Wolf, H., 1950: Wien. klin. Wschr. *10.*
Wölfler: zit. nach Brunner.

Zimmermann, 1921: Zbl. Laryng. u. Rhinol. 104.
Zondek, H., u. Mitarb., 1958: Acta endocr. (Kbh.) *29,* 47, zit nach Blohmke.

Sachverzeichnis

Druck: Adolf Holzhausens Nfg., Wien